スポーツや勉強をがんばる子どもの

強い体を作る！
スープとおにぎり

管理栄養士
川端理香

世界文化社

スープとおにぎりなら子どもの体作りが手軽にはじめられる！

　こんにちは。私はふだんプロアスリートを中心に栄養指導をしています。その縁で小中学生やその保護者のかたにむけての講演会も多く、みなさんが体作りに関心を持っていらっしゃるにもかかわらず、何からはじめたらいいのか、また多忙でなかなか難しいという声をいただきます。成長期は運動をする、しないにかかわらず、食事でしっかり栄養を摂ることが大切です。そこで手軽に体作りができる「スープ」と「おにぎり」のレシピを考案しました。

　スープとおにぎりでは子どもの食事には不十分ではないかと思うかたもいらっしゃることでしょう。もちろんスポーツや勉強をすれば消費したエネルギーと同等の食事が必要になりますし、成長とともに体が大きくなれば必要な栄養素の量が増え、必然的に食べる量も多くなります。しかし、本書でご紹介するレシピなら、食事のベースとなるスープとおにぎり、つまり汁物と主食だけでも子どもに基本的に必要な栄養素が摂れます。主食、主菜、副菜、汁物……と毎日の献立で悩んだり、調理に多くの時間を使わなくても、この基本をおさえておけば少しの工夫でしっかり栄養を摂ることができます。

　また本書のレシピは、材料や調味料をシンプルにして作りやすくしています。食事は目的によって摂りたい栄養素が異なります。それぞれのレシピには栄養メモがありますので、少しずつ知識を増やしていただければ、目的や症状に合わせたアレンジも簡単にできます。ぜひご活用いただければうれしいです。

管理栄養士　川端理香

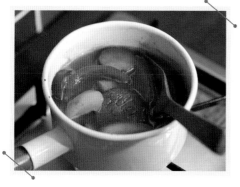

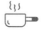

ひとつのお鍋で
ササッと作れる

本書のスープはひとつの鍋でさっと作れるのでとっても手軽。前日に作っておけば朝は温めるだけで OK です。

朝食や補食にもぴったり

スープやおにぎりならパパッと食べられるので、朝の弱いお子さんにもおすすめ。栄養を摂るための補食としても優秀です。

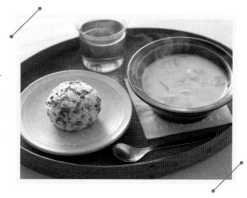

お弁当にも
おすすめ

おにぎりと具だくさんスープのセットや、いつものお弁当に体を強くするスープをプラス。スープジャーなら保温、保冷のどちらも持たせられます。

＊おにぎりの具材で生野菜を使用しているものは避けてください。

発育に欠かせない栄養が摂れる「おにぎり」と「スープ」は個々の能力を伸ばしたい保護者と子どもたちの味方です

子どもの体作りに本書のスープとおにぎりがどのような点で有用なのか、小児科医でジュニアアスリート外来を設立された師田 悠先生にお話をうかがいました。

発育期は食事と睡眠でのリカバリーが大事

　運動するお子さんに限らず、発育期は食事で十分な栄養を摂ることが大切です。運動での消費量に対して摂取するエネルギー、ビタミン、ミネラルなどが足りないと、自分の体を削って補おうとしますから、発育に影響が出てしまいます。日常生活に支障が出るような場合を除き、大前提として子どもは3食きちんと食べ、睡眠がしっかりとれるといった基本的なことが守れていれば元気に過ごせます。大人と違って回復も早いので、消費した分はサプリに頼らず食事で十分リカバリーができます。

強い体が子どもの能力を伸ばす

　ジュニアアスリート外来では、身長が伸びない、貧血の症状がある、女子の月経不順、疲れやすい、パフォーマンスが上がらない、お腹をこわしがちなどさまざまな症状のお子さんを診察します。私たちは発育期に過度な運動が体に及ぼす影響について研究し、体が悲鳴を上げる前に適切な医療介入や栄養指導につなげたいと考えています。症状は違っても、受験や習い事に向き合うお子さんも同じこと。やみくもにがんばれ！ というのではなく、まずは食事で強い体作りをサポートすることが、能力を伸ばすことにつながります。

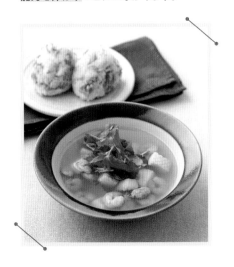

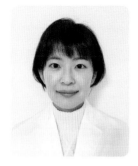

医学解説：**師田 悠** 先生 （もろた はるか）

信州大学医学部附属病院小児科
日本小児科学会専門医
日本スポーツ協会認定スポーツドクター

思春期に自身や友人にアスリートならではの体の悩みが多く、小児科医となった今、子どもの成長とスポーツの関係に深く興味をもつ。子どもたちが本来もつ力を適切に伸ばせるように、また困ったときの窓口になれるようにジュニアアスリート外来を設立。

自分のタイミングで食べられる

　もともとの食事量が少ない、時間がなくて食べられない、疲れて食べられない、緊張して一度に食べられない、そういったお子さんにとって、おにぎりやスープは場所を選ばず、自分のタイミングで食べられるメリットがあります。この本のレシピならば、糖質、たんぱく質、ビタミン、ミネラル、脂質などを具材で調整しているので、必要な栄養素がきちんと摂れます。

偏りがちな食事に手軽にプラスできる

　試合や塾、習い事などで外出中にお腹が空くと、菓子パンやインスタント食品で済ますお子さんが増えています。ときどきならばいいのですが、すぐに手に入る食事は栄養が偏りがちなので、ふだんの食事の一部になっている場合は注意が必要です。とはいうものの、3食きちんと準備することが難しい場合もあると思います。やむを得ずそういった食事になるときは、ぜひこの本のスープをプラスしてください。

目的や症状に合わせてスープを選べる

　具合が悪くなると病院にかかりますが、その前にできることがあります。持久力を上げたい、集中力をつけたいといった目的や、ちょっと調子が悪いなど病院に行くほどでもない症状をスープの栄養素で補うことができます。大人に比べて子どもは使える薬の種類が少ないので、ふだんの食事で体の調子をととのえることが大切です。

上手に手間を省ける

　お子さんの大事な発育期に、朝食の欠食や偏った食事が常態化しないよう気を配るのは当たり前のようでいてなかなか難しいことです。その点、体作りのために考えられたスープとおにぎりなら、気軽にはじめられるのではないでしょうか。

強い体のために役割を知って上手に選びたい

「たんぱく質」は
スープとおにぎりから摂れる！

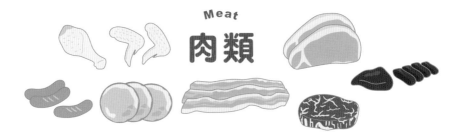

Meat
肉類

鶏、豚、牛はすべてたんぱく質を含みますが、種類や部位によって、栄養価が異なります。

鶏肉 肉類のなかでも最も消化がよく、免疫に関連するビタミンAやたんぱく質の代謝に必要なビタミンB_6が豊富。とりわけ鶏むね肉や鶏ささ身肉は疲労回復効果のあるイミダペプチドが多く、また手羽などの骨付き肉はスープにすることで骨の成長を促すコラーゲンが摂れる。肉選びに迷ったら鶏肉がおすすめです。

豚肉 夏バテをはじめさまざまな疲労回復効果があるビタミンB_1が豊富に含まれます。しょうが焼きやキムチ炒めなど、しょうがやにんにく、玉ねぎ、にらなどににおいがある野菜といっしょに摂ることでビタミンB_1の吸収が高まります。

牛肉 肉類のなかで意外に鉄が多いのが特徴です。吸収率が高いヘム鉄（野菜や卵などに含まれているのは吸収率が低い非ヘム鉄）なので、レバーが苦手な場合は牛肉を積極的にとって鉄を補給しましょう。レバー以外ならヒレ肉、ランプ肉、もも肉など赤身の部位に鉄が多く含まれます。

スープとおにぎりだけでは栄養が不足すると思っていませんか？　本書ではそんな不安を解消する工夫が満載です。そのひとつが今大注目の「たんぱく質」を効率よく摂ること。吸収率がアップする食材の組み合わせを知ってぜひアレンジにもお役立てください。

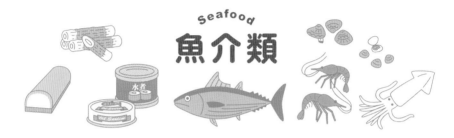

Seafood
魚介類

魚介類に含まれる脂質は、脳機能や血流に影響を及ぼす **DHA** や **EPA** が豊富。これらを上手に摂る方法は加熱せず生のまま、もしくは缶詰がおすすめ。魚介の加工品、はんぺんやちくわ、かまぼこなど手軽に使えるものも活用してください。

鮭、さば	ビタミンDが豊富。骨をはじめ体を強化するほか、免疫力アップにも効果があります。
まぐろ、かつお	疲労回復効果のある**イミダペプチド**や鉄、たんぱく質の代謝に必要な**ビタミンB6**が豊富。
いか、たこ、えび、あさり、しじみ	肝機能を高め、疲労回復効果のある**タウリン**が豊富です。高たんぱく低脂肪なので、摂取エネルギーが気になるかたにもおすすめ。冷凍でも同様の効果があります。

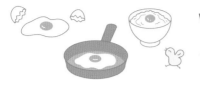

Eggs
卵

殻の色の違いは餌や鶏の種類によるもの。栄養価はほとんど変わりません。

完全栄養食といわれていますが食物繊維とビタミンCは含まれないため、これらの栄養素を含む野菜や果物といっしょに取り入れましょう。またS玉、M玉など重さによってサイズ分けされていますが、大きいほど卵黄が大きくなるわけではありません。卵白に対して卵黄の比率が最も高いものはM玉で、ほかのサイズは卵白のほうが少し多め。卵白は大部分がたんぱく質、卵黄はたんぱく質、脂質のほかビタミンも豊富です。

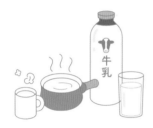

Dairy products
乳製品

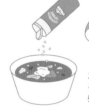

スープにふりかけるだけで手軽に栄養が摂れます。

体作りに最も効率のよいホエイとカゼインという成分のたんぱく質が含まれます。カルシウムも豊富で、さらにラクトースやカゼインホスホペプチドが吸収を促進。腸内フローラの改善をはじめ、抗菌、鉄吸収や骨密度アップなどさまざまな効果が見込めます。

牛乳 カルシウムが豊富。生乳100％で、原材料表示がシンプルなものを選びましょう。低脂肪牛乳も同様です。

チーズ 製造方法によりナチュラルチーズとプロセスチーズがありますが、腸内環境をよくするにはナチュラルチーズがおすすめです。パルメザンチーズ（粉チーズ）はスープやおにぎりに加えやすく、カルシウムやたんぱく質が手軽に摂れるので便利。ただし塩分が気になるので、調理で使用する塩を少し控えましょう。

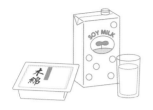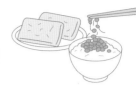

大豆製品

Soy products

たんぱく質を豊富に含む食品のなかで唯一の植物性食品です。動物性に比べてたんぱく質の量は少ないものの、食物繊維が豊富。たんぱく質を多く摂ると便のにおいがきつくなりますが、それを解消する食物繊維がいっしょに摂れる食品です。そのほかマグネシウム、ビタミンB群なども含みます。

豆腐
絹よりも木綿のほうがたんぱく質や、鉄、カルシウムが多く含まれます。

納豆
豆類のなかで最も栄養価が高い食品。発酵している分、消化吸収もよく、加えて骨を強化するビタミンKが豊富です。葉酸や鉄なども含み、成長期はもちろんスポーツをがんばるお子さんにはとくにおすすめ。栄養価の吸収においては、夕食時がいちばん効果的です。

高野豆腐
乾燥により豆腐の栄養素が凝縮されています。スープやおにぎりに活用する場合は、小さくカットしたものが便利。用途が広がるパウダー状のものもあります。食物繊維も豊富なので腸内環境をよくする効果も大。

豆乳
調整と無調整があります。大豆の成分を生かすには油や糖を含まない無調整を選びましょう。よく牛乳アレルギーのお子さんに使用されますが成分は異なり、牛乳よりも鉄を多く含みます。

油揚げ・厚揚げ
油で揚げて時間をおいた食品なので使用はほどほどに。できるだけ購入したらすぐに使いましょう。

きなこ
そのまま食べられるので、ヨーグルトや牛乳に入れるだけで手軽にたんぱく質がプラスできます。

CONTENTS

Part 1 お米の力を生かす 最強おにぎり

Part 2

体作りの基本
「筋肉」「骨」「血液」を作るスープ

Part 3 なりたい体をサポートする 目的別最適スープ

Part 4 体調不良別スープの処方箋

お悩み
1 夕飯の時間が遅くなってしまいます。

お悩み
2 少食であまり食べられません。

お悩み
3 たくさん食べたがります。

お悩み
4 好き嫌いが多くて偏食です。

お悩み
5 朝ご飯が食べられません。

お悩み
6 ダイエットしたがります。

お悩み
7 サプリメントをとりたがります。

この本の決まり

📖 大さじ 1 は 15㎖、小さじ 1 は 5㎖です。

📖 オリーブ油はエキストラバージンオリーブオイル、バターは有塩を使用しています。

📖 ハーブや薬味などは苦手な場合は省くか、お好みのものをお使いください。

📖 とくにことわり書きがなければ、通常皮をむいて使用するものは皮をむき、種類によっては芯や種を取ります。きのこは石づきを切り落とします。

📖 だしや基本調味料に関しては 36、37 ページを参考にしてください。

📖 レシピはすべて塩分控えめです。慣れないお子さんにはふだんの塩加減で作り、徐々に減らしてください。

おにぎり作りで気をつけたいこと

🍙 できるだけ当日炊いたご飯を使う。

🍙 食べる当日にぎる。

🍙 素手でにぎらず、ラップなどで包んでにぎる。

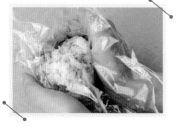

🍙 保管するなら低温で。持ち運ぶなら保冷バッグに保冷剤を入れる。

🍙 食べかけをあとで食べないように徹底する。

お米の保存と洗い方

保存 流通している米袋には小さな空気穴があいているので、保存用の密閉容器に移して冷蔵庫に保存する。においがつきやすく、湿気に弱いのでシンクの下には置かないこと。ジッパー付き保存袋に小分けにするのもおすすめ。

洗い方 いわゆる「研ぐ」必要はなく、手を泡立て器のようにしてシャカシャカとかき回して汚れを取るだけでOK。

お米の力を生かす
最強おにぎり

ワンパターンになりがちなおにぎりも、

お米との相性で具材を選べば最強です。

腸の調子をととのえたり、

不足しがちな栄養素を補えたり。

スタンダードな具材からアイデア抜群の取り合わせまで

15 種類ご紹介します。

体作りの基本
「筋肉」「骨」「血液」を作る
万能おにぎり

おにぎりはいつでもどこでも片手でも食べられて、コンパクトなのが魅力です。手軽にお腹が満たされるので、忙しいときはついつい頼りがち。その反面、栄養が足りていないのでは？と不安になるかたも多いでしょう。おにぎりの大部分を占めるお米は、人間がエネルギーにしやすい糖質が豊富ということはよく知られていますが、実はそれ以外に体作りに必要なたんぱく質や鉄、カルシウムなどのミネラル、そして栄養素の代謝に欠かせないビタミンまでも含まれています。ただこれらの栄養素は、お米のみ食べても吸収率があまりよくありません。そこで具材を上手に組み合わせ、効率よく栄養を取り入れる工夫をします。お米（糖質）の代謝には豚肉やうなぎなどに含まれるビタミンB_1が必要です。また、お米のたんぱく質自体も、豆類や大豆製品を補うことで質を上げることが可能です。手軽に作れて気軽に食べられるからこそ、具材選びに気を配りたいですね。

かにかまとコーンのおにぎり

コーンのたんぱく質はかにかまといっしょに摂ると吸収率アップ！
かにかまはなるべく合成着色料の記載がないものを。
ちくわでも同じ効果が得られます。

粒コーン

糖質とその代謝に必要な**ビタミンB₁**も豊富で、**疲労回復**や**夏バテ予防**にも◎。できれば遺伝子組み換えでないものを。

かにかまぼこ

瞬発的な動きをする際に使われる『**速筋**』を増やす効果大。体作りのほか、**免疫力アップ**にもおすすめ。

材料（2個分）

ご飯	200g
かにかまぼこ（細くさく）	50g
粒コーン（缶）	30g
塩	少々

作り方

1 ボウルにすべての材料を入れ、均一に混ぜてにぎる。

＊かまぼこ類は商品によって塩分量が異なるので、加える塩の量を加減してください。

豚そぼろと青ねぎのおにぎり

青ねぎなどの緑黄色野菜は油と組み合わせることで
ビタミンAなどの吸収率が高まります。
体調不良からの回復や免疫力アップには鶏ひき肉を使い、
青ねぎの量を増やしましょう。

豚そぼろ、しょうが ねぎ

疲労回復効果のあるビタミン B₁ の吸収率を高める組み合わせ。いりごまを加えるとさらに回復力アップ。

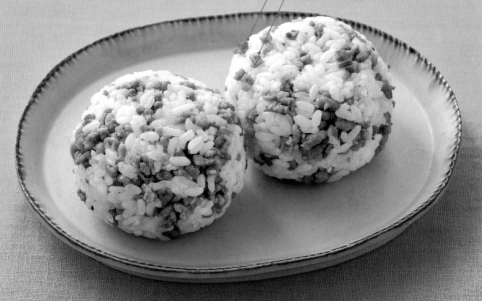

材料（2個分）

ご飯	200g
豚ひき肉	120g
しょうが（みじん切り）	½かけ分
青ねぎ（小口切り）	2本分
オリーブ油	小さじ½
しょうゆ	大さじ1

作り方

1 フライパンにオリーブ油を熱し、豚ひき肉としょうがを炒め、色が変わったらしょうゆを加えて全体に炒め合わせる。

2 火を止めて青ねぎを加え軽く混ぜる。ご飯を加えて均一に混ぜ、にぎる。

枝豆と魚肉ソーセージのおにぎり

子どもが好きな枝豆と魚肉ソーセージを混ぜ込みました。
冷凍野菜は栄養価の高い旬の時期に収穫するため積極的に使いましょう。

枝豆
体作りにはもちろん、細胞を
作る**葉酸**や回復に必要な**ビタ
ミンB₁**、**ビタミンC**なども豊富。
ちなみに枝豆は豆類ではなく
緑黄色野菜。

魚肉ソーセージ
使用されている調味料や油
脂にご注意。原材料がシン
プルなものを選んで。成分
表の**カルシウム**や**EPA**が多
いものを。

材料 (2個分)

ご飯	200g
枝豆 (冷凍のさやつき)*	150g
魚肉ソーセージ	65g (1本)
塩	少々

＊旬の時期は生でも可。

作り方

1 枝豆は解凍して中身を出し、魚肉
ソーセージは約5mm厚さに切る。

2 ボウルに1と残りの材料を加えて
均一に混ぜ、にぎる。

19

あさりの佃煮風おにぎり

あさりとしょうがを佃煮風にしっかり煮詰めて旨みを凝縮させました。
むき身は料理しやすく量がとれるので栄養補給の味方です。
きゅうりと組み合わせると鉄の吸収率がアップします。

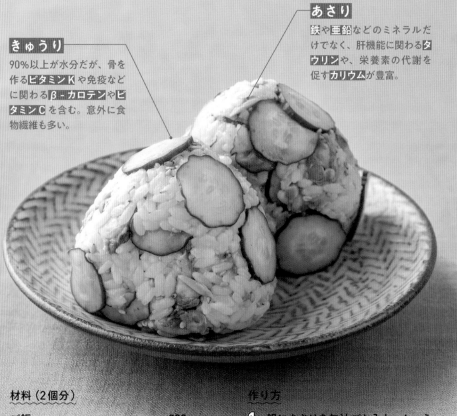

きゅうり
90%以上が水分だが、骨を作る ビタミンK や免疫などに関わる β - カロテン や ビタミンC を含む。意外に食物繊維も多い。

あさり
鉄 や 亜鉛 などのミネラルだけでなく、肝機能に関わる タウリン や、栄養素の代謝を促す カリウム が豊富。

材料（2個分）

ご飯	200g
あさり（缶）	1缶 (55g)
しょうが（みじん切り）	½かけ分
┌ しょうゆ	大さじ1
A 酒	大さじ1
└ 水	60mℓ
きゅうり（輪切り）	1本分 (70g)
いりごま（白）	小さじ2

作り方

1 鍋にあさりを缶汁ごと入れ、しょうがを加えてさっと炒める。**A** を加えて煮汁がほぼなくなるまで煮詰める。

2 ボウルにご飯を入れ、**1**、きゅうり、いりごまを加えて均一に混ぜ、にぎる。

チーズ入りオムライス風おにぎり

トマトの皮にはリコピンが豊富に含まれているので湯むきせずに使いましょう。
野菜の皮は栄養のあるものが多いので、皮ごと食べられるものはぜひそのままで。

ミニトマト
トマトの**リコピン**はオリーブ油で
加熱すると吸収率が3倍になり旨
みもアップ。**ビタミンA**、**C**、**E**の
ほか**カリウム**や食物繊維が豊富。

チーズ
たんぱく質のほか、
骨を強くするために欠
かせない**カルシウム**
が豊富。

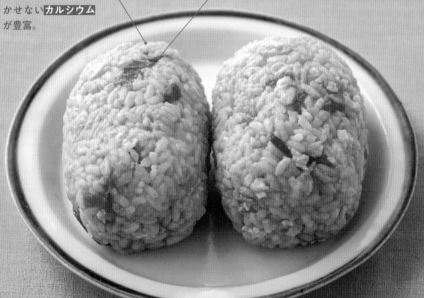

材料（2個分）

ご飯	200g
ミニトマト（半分に切る）	4個分
とき卵	2個分
チーズ（5mm角に切る）	40g
トマトケチャップ*	大さじ2
オリーブ油	小さじ1/2
塩、こしょう	各少々

＊原材料の最初にトマトなど野菜の記載があるも
　のを。

作り方

1. フライパンにオリーブ油を熱し、ミ
ニトマトを軽く炒める。とき卵を加
えていり玉子を作る。

2. ご飯、トマトケチャップを加えて
さっと炒め、チーズ、塩、こしょう
を加えて火を止める。均一に混ぜ
てにぎる。

鮭のみそ焼きおにぎり

香ばしく焼いたみそと、鮭の組み合わせは誰もが好きな味。
ビタミンDを体内で生成しにくい冬は積極的に食べさせましょう。

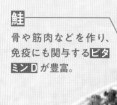

鮭
骨や筋肉などを作り、
免疫にも関与する**ビタ
ミンD**が豊富。

いりごま
カルシウム、**鉄**、**亜鉛**が
豊富。黒ごまにするとより
ミネラルが多くなる。

材料（2個分）

ご飯	200g
鮭（生）	40g

A
いりごま（白）	大さじ1
みそ	小さじ1
みりん*	小さじ1
かつお削り節	1g
ごま油	小さじ1

＊できればもち米や米麹が原材料の本みりんを。

作り方

1 鮭は塩少々をふってしばらくおく。ペーパータオルで水分を拭き、焼いて飾り用に少し取り置く。ご飯を半分に分けて鮭を入れてにぎる。

2 **A**をよく混ぜ、**1**の表面に塗る。フライパンを軽く熱して両面をさっと焼き、取り置いた鮭をのせる。

＊フライパンにくっつくときは、薄くごま油をひく。
みその加熱は栄養素を失わないように短時間で。

きなことすりごまのおはぎ風おにぎり

おはぎ風の甘いおにぎりはいかがですか。成長期は補食でも体作りを心がけて。
運動前後や補食として最適な栄養素が詰まっています。

黒すりごま
カルシウム、鉄が豊富。
いりごまよりも吸収率
が高い。

きび砂糖
上白糖よりミネラルが
多くコクのある甘み。

きなこ
たんぱく質やビタミンB$_1$、鉄
が豊富。大豆サポニンやイン
フラボンなどのポリフェノール
のほか、腸内環境をととのえ
るオリゴ糖や食物繊維も含む。

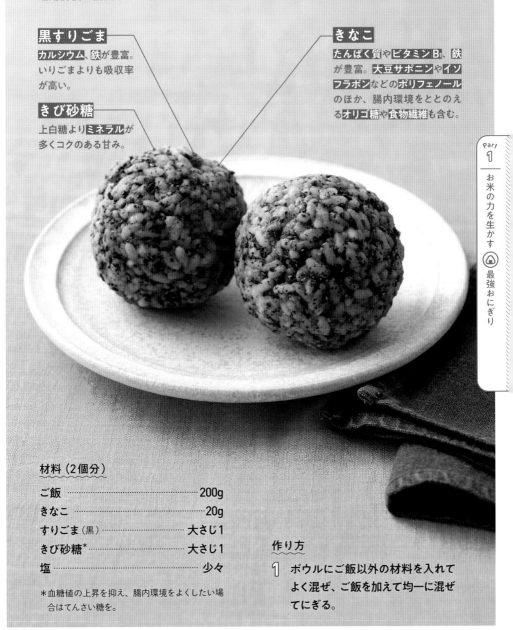

材料（2個分）

ご飯	200g
きなこ	20g
すりごま（黒）	大さじ1
きび砂糖*	大さじ1
塩	少々

＊血糖値の上昇を抑え、腸内環境をよくしたい場
合はてんさい糖を。

作り方

1 ボウルにご飯以外の材料を入れて
よく混ぜ、ご飯を加えて均一に混ぜ
てにぎる。

栄養素から考える

かしこい お米選び

お米には、炭水化物以外の栄養も含まれており、具材によってその栄養素を生かすことができます。具体的な栄養素や種類、白米以外の選択肢についてもご説明します。

白米の栄養素

白米は7割以上が炭水化物（糖質＋食物繊維）で、糖質は体内でエネルギーに変わる重要な栄養素です。また水分の次に多いのが筋肉や血液など体と組織を作るたんぱく質。実は炭水化物とたんぱく質の2つがいっしょに摂れる優秀な食品です。とはいえお米のたんぱく質はあまり吸収がよくないので、いっしょに摂る栄養素に工夫が必要です。

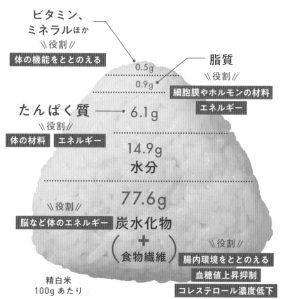

ビタミン、ミネラルほか
\\役割//
体の機能をととのえる
0.5g

0.9g
脂質
\\役割//
細胞膜やホルモンの材料
エネルギー

たんぱく質 → 6.1g
\\役割//
体の材料　エネルギー

14.9g
水分

77.6g
\\役割//
脳など体のエネルギー　炭水化物
（＋食物繊維）
\\役割//
腸内環境をととのえる
血糖値上昇抑制
コレステロール濃度低下

精白米
100gあたり

知っておきたいお米の食味と血糖値のこと

お米にはたくさんの品種があり、粘り、甘み、固さなどがそれぞれ違います。その違いに大きく影響しているのがお米のでんぷん「アミロース」と「アミロペクチン」。簡単にいうとアミロースが多いと粘りが少なくあっさりとした味で、アミロペクチンが多いと粘りと甘みが強い。後者のほうがおいしいと人気ですが、前者のアミロースが多いお米はゆっくり消化されるので、血糖値が上がりにくいと見直されています。食べたあと胃もたれしやすい、眠くなりやすいというお子さんには、お米を替えてみるのもひとつの手です。

でんぷんの種類	代表的な品種	食味	ポイント
アミロースが多いお米	ササニシキ	粘りが少なくあっさりしている	ゆっくり消化吸収されるので、血糖値が上がりにくい。
アミロペクチンが多いお米	コシヒカリ	粘りや甘みが強い	冷めても固くなりにくく、口当たりもいいのでお弁当に向く。

栄養素や目的別で選びたい
おにぎりの主材料

玄米（発芽玄米）

白米にない胚芽やぬかを残した状態のもの。胚芽やぬかにはビタミンB群や亜鉛、マグネシウムなどが豊富に含まれ、その量は白米の5〜8倍。ただし消化が悪いので、疲労時や体調不良のときはほどほどに。発芽玄米ならば栄養価が高く、疲労回復に効果的なGABAや、強い抗酸化作用のあるフィチン酸、γ-オリザノールも摂れます。

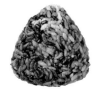

黒米

黒い色素はポリフェノールの一種で、抗酸化物質のアントシアニン。少量を白米に混ぜるだけで紫色になります。白米に比べてカルシウムやビタミンB₁が4〜5倍あり、白米や玄米よりもビタミンB₂や食物繊維、マグネシウムなども多く含まれます。ちなみに赤米にはポリフェノールのタンニンが、緑米には血行をよくするクロロフィルが多く含まれています。

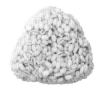

もち麦（押し麦）

もち麦も押し麦も大麦ですが、もち麦はもち性に分類され、うるち性の押し麦に比べて水溶性食物繊維を1.5倍含みます。腸内細菌のえさとなるため、腸内環境をととのえるだけでなく、善玉菌のための環境作りをするなどさまざまな機能がある短鎖脂肪酸も作られます。押し麦はローラーでつぶし、火の通りが早いなど調理しやすくしています。

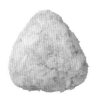

キヌア

雑穀の1種で完全栄養食（スーパーフード）ともいわれ、宇宙食にも指定されています。体を作るたんぱく質をはじめ、鉄やマグネシウム、ビタミンB群、亜鉛などを豊富に含み、白米よりもたんぱく質は2倍、脂質は3倍にも上ります。この脂質の特徴は必須脂肪酸が多いこと。珍しく鉄と葉酸の両方を含み、貧血予防にもなります。

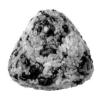

その他の雑穀米

あわ、きび、ひえ、アマランサスなどさまざま。ミックスした雑穀米として出回っているものにはいろいろな組み合わせがあり五穀米、十六穀米などと呼ばれ、少量ずつ白米にプラスして炊けるので便利。キヌアも含め雑穀はGI値（糖質の吸収の度合い）が低いため血糖値の上昇がゆるやかなので、食後の眠気や倦怠感に困っているお子さんはぜひお試しください。

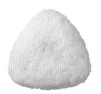

栄養強化米

白米にビタミンやミネラルなどの栄養素をコーティングしたもの。複数のメーカーから発売されており、「サプリ米」と呼ばれる商品もあります。カルシウム、鉄、ビタミンB群など、不足しがちな栄養素が手軽にプラスできて便利なうえ、味やにおいもほとんど気になりません。摂れる栄養素は商品の特性によって違いますので、成分表を確認してください。

お米の栄養素と 相性のよい食材で 腸の調子をととのえる

ストレスやプレッシャー、緊張などでお腹を下したことはありませんか。脳と腸は密接に影響を及ぼしあっていて、そのことを「脳腸相関」と呼びます。昨今「腸内環境をととのえる」ことに注目が集まっていますが、それもそのはず、腸には免疫細胞の7割が集中しており、腸の不調で免疫力が落ち、体調不良を引き起こしやすくなるからです。また、腸内環境をととのえると体から老廃物を出しやすくなるので、健康維持にはとても重要です。腸内に便がたまったままでは、悪玉菌を増やし有害物質を発生させるだけでなく、頭痛や食欲不振の原因となることも。それらを予防、回復させるには水溶性と不溶性、両方の食物繊維を摂るほか、ビフィズス菌や乳酸菌などを含む発酵食品、そしてオメガ3と呼ばれる魚油（EPA、DHA）、亜麻仁油といった良質な脂質を積極的に摂ることをおすすめします。

ツナと切干し大根のおにぎり

定番のツナおにぎりが進化！ オイル漬けツナのコクに切干し大根の食感が小気味よく、後味が思いのほかさっぱりしています。切干し大根は常備しておくと便利。

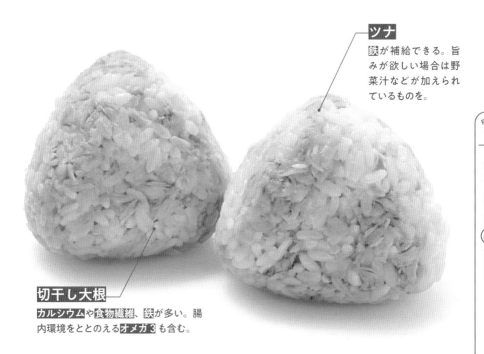

ツナ
鉄が補給できる。旨みが欲しい場合は野菜汁などが加えられているものを。

切干し大根
カルシウムや食物繊維、鉄が多い。腸内環境をととのえるオメガ3も含む。

材料（2個分）

ご飯 ……………………………… 200g
ツナ（オイル漬け）* …………… 1缶 (70g)
切干し大根 …………………………… 10g

＊オイル漬けのツナの脂質はEPAやDHAではないため、体脂肪を気にする場合はノンオイルを使用する。

作り方

1 切干し大根は水に浸してもどし、軽く絞ってみじん切りにする。

2 ツナは缶の油ごと1とともにフライパンに入れ中火で炒める。

3 油が全体にからんだらご飯を加えて均一に混ぜ、にぎる。

キムチとあたりめのおにぎり

おつまみのような取り合わせですが、おにぎりにもぴったり。
しっとりとしたあたりめは適度な歯ごたえがあり、
唾液の分泌を促すとともに口角筋のトレーニングにもなります。

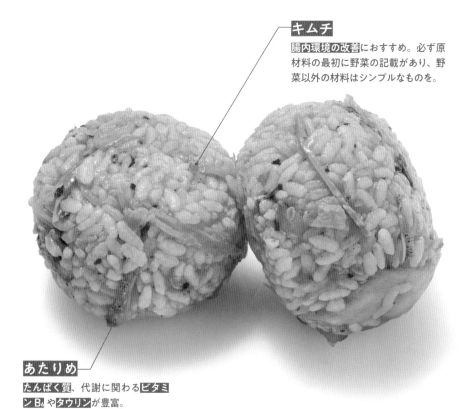

キムチ
腸内環境の改善におすすめ。必ず原材料の最初に野菜の記載があり、野菜以外の材料はシンプルなものを。

あたりめ
たんぱく質、代謝に関わるビタミンB₂やタウリンが豊富。

材料（2個分）

ご飯	200g
あたりめ（細くさく）	10g
キムチ（軽く絞ったもの）*	40g
キムチの汁	小さじ1
しょうゆ	少々

*キムチはお好みのものを。メーカーによって味が全く異なります。

作り方

1 キムチはみじん切りにしてボウルに入れ、ご飯以外の材料を加えて混ぜ10分おく。

2 ご飯を加えて均一に混ぜ、にぎる。

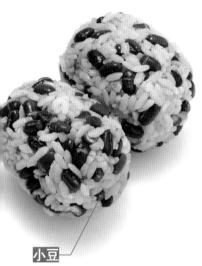

小豆おにぎり

手軽に作れるお赤飯風おにぎり。小豆のあくには
サポニンやポリフェノール、ビタミンB群などが豊富。
あえてあくを取らずにゆでる方法もあります。

小豆
たんぱく質やビタミンB群、食物繊維、鉄、カリウムが豊富。サポニンやアントシアニンなどのポリフェノールが豊富で抗酸化力が強い。

材料（作りやすい量）

米	1合
小豆（乾燥）	50g
塩	少々

作り方

1 小豆は流水でよく洗い、水気をきって小鍋に入れる。かぶるくらいの水を加えてあくを取りながら約30分ゆでる。

2 米は洗ってざるにあげて炊飯器に入れる。1はゆで汁と小豆を分け、ゆで汁を炊飯器の目盛り通りに加える。小豆と塩を加えて炊く。

＊ゆで汁が足りなければ水を足す。

3 炊き上がったらよく混ぜ、にぎる。

納豆入りとろろ昆布おにぎり

ねばねば食材を中と外に配し、口の中でコンビネーションを楽しみます。
とろろ昆布は多めの水分ととると便秘解消にもなります。

納豆
大豆よりもビタミンが豊富。粒よりもひきわりのほうが栄養価が高く消化もよい。

材料（2個分）

ご飯	200g
A ┌ 納豆（ひきわり）	1パック（40g）
├ かつお削り節	1g
└ しょうゆ	小さじ1/2
とろろ昆布	8g

作り方

1 Aはよく混ぜる。ご飯を半分に分けて中央に納豆を入れてにぎる。

2 1をとろろ昆布で包む。

とろろ昆布
食物繊維やビタミンK、カリウム、ヨード、カルシウムが豊富。食物繊維のアルギン酸やフコイダンは胃腸の粘膜を保護する。

体に吸収されにくい「カルシウム」と「鉄」が積極的に摂れる

強い歯や骨を作るほか、筋肉の収縮や神経を安定させるなど成長期に欠かせないカルシウム。しかし実は日本人に最も不足しがちな栄養素のひとつなのです。同様にもうひとつ不足しがちなのが鉄。鉄が不足すると気力が湧かず、記憶力や情報処理能力の低下などをまねきます。生理中はとくに不足しますから月経が始まった女子は要注意。やっかいなことにカルシウムも鉄も体内での吸収が難しく、カルシウムは食品の種類によって吸収率が変わるものの全体の20～40％程度、鉄にいたっては数％～20％程度しか吸収されません。また、カルシウムは一度にたくさん摂っても必要量以外は排出されてしまうので、ためておくこともできません。そこでどちらもおにぎりの具材として無理のないように組み合わせて、効率よく摂取しましょう。ご紹介する具材は、ナッツ類や干しえび、わかめ、ごまなど日持ちするものばかりなので、買い置きしておくと便利です。

干しえびとナッツのおにぎり

おにぎりの新定番にしたい食感と味のコンビネーション。ナッツの脂質は
体で作ることのできない必須脂肪酸がほとんど。ふだんの食事からとりましょう。

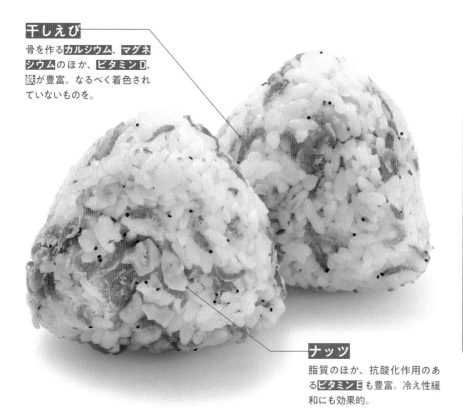

干しえび
骨を作る カルシウム 、 マグネ
シウム のほか、 ビタミンD 、
鉄 が豊富。なるべく着色され
ていないものを。

ナッツ
脂質のほか、抗酸化作用のあ
る ビタミンE も豊富。冷え性緩
和にも効果的。

材料（2個分）

ご飯	200g
干しえび	10g
ナッツ（細かく砕く）*	20g
塩	少々
ごま油	小さじ½

＊くるみやアーモンド、カシューナッツなど好みの
　もの。

作り方

1 フライパンにごま油を熱し、ナッ
　ツを中火で香ばしく炒める。干し
　えび、塩を加えてさっと炒めて火
　を止める。

2 ご飯を加えて均一に混ぜ、にぎる。

31

しらす、ごま、大葉のおにぎり

ミックスしてご飯に混ぜるとやみつきになる味わいに。
大葉には食中毒を予防する香り成分、ペリルアルデヒドが含まれます。

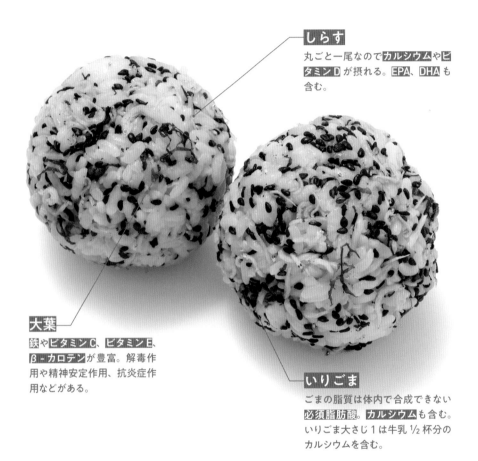

しらす
丸ごと一尾なので カルシウム や ビタミンD が摂れる。EPA、DHA も含む。

大葉
鉄や ビタミンC 、 ビタミンE 、 β‐カロテン が豊富。解毒作用や精神安定作用、抗炎症作用などがある。

いりごま
ごまの脂質は体内で合成できない 必須脂肪酸 。 カルシウム も含む。いりごま大さじ1は牛乳 1/2 杯分のカルシウムを含む。

材料（2個分）

ご飯	200g
しらす	15g
大葉（せん切り）	6枚分
いりごま（黒）	大さじ1
塩	少々

作り方

1 フライパンに大葉を入れ、弱火にかけてからいりする。しらす、いりごま、塩を加えて混ぜ、火を止める。

2 ご飯を加えて均一に混ぜ、にぎる。

鮭わかめおにぎり

海藻のなかでも最もカルシウムが多いわかめがたっぷり。
鮭フレークを使うなら油などが添加されていないものを選び、塩は不要です。

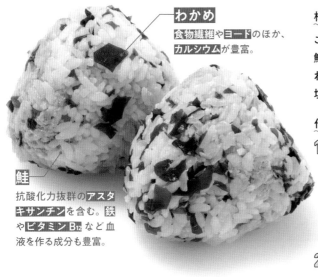

わかめ
食物繊維や **ヨード** のほか、 **カルシウム** が豊富。

鮭
抗酸化力抜群の **アスタキサンチン** を含む。 **鉄** や **ビタミンB₁₂** など血液を作る成分も豊富。

材料（2個分）

ご飯	………………………	200g
鮭（生）	………………………	40g
わかめ（乾燥）	……………………	2g
塩	………………………	適量

作り方

1　わかめは水でもどして水気をきり、みじん切りにする。鮭は塩少々をふってしばらくおく。ペーパータオルで水分を拭き、焼いてほぐす。

2　ボウルにご飯、1、塩少々を入れて均一に混ぜ、にぎる。

小松菜とチーズのおにぎり

油で炒めてコクを出した小松菜と、まろやかなチーズは相性抜群。
シンプルでありながら、カルシウムと鉄がしっかり摂れます。

材料（2個分）

ご飯	………………………	200g
小松菜（みじん切り）	………	60g
チーズ（5mm角に切る）	………	20g
塩	………………………	少々
オリーブ油	…………………	小さじ½

作り方

1　フライパンにオリーブ油を熱し、小松菜、塩の順に入れてよく炒め、火を止める。

2　チーズ、ご飯を加えて均一に混ぜ、にぎる。

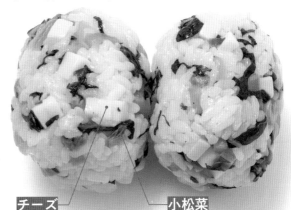

チーズ
吸収のよい **カルシウム** 源。非加熱のナチュラルチーズなら **乳酸菌** も摂れる。

小松菜
カルシウム や **鉄** などの **ミネラル**、 **ビタミン** が豊富。ゆでて冷凍すると鉄の吸収率が上がる。

🔥 ここいちばんに強くなる

勝負の日の食事

試合や試験、コンクールなどの本番当日、応援の意味を込めて気合いを入れた食事を用意しがちですが、大事なことは子どもが力を出し切れる状態にすることです。

👆ここいちばんに大事なこと❶

はじめて食べるものを出さない

明らかに体にいいといわれているものでも、食べたことのないものは避けましょう。はじめての食材による体調の変化は予測できません。例えばアスリートは、事前に消化不良などでパフォーマンスの低下を起こさないかシミュレーションします。お子さんによって消化吸収能力はさまざまです。ふだん食べ慣れたもので本番に臨みましょう。

👆ここいちばんに大事なこと❷

年中、食中毒に気をつける

食中毒は梅雨や夏の暑い時期だけ気をつければいいと思っていませんか？ 実はもっとも食中毒が起こりやすいのは10月。カレーなど煮込み料理で発生するウェルシュ菌や加熱が不十分で起こる鶏肉のカンピロバクター等の食中毒、ノロウイルスなどのウイルス性の感染症が多いと報告されています。手はもちろん、包丁やまな板、食器等を清潔に保ち、とくに鶏肉は中心までよく加熱してください。

👆ここいちばんに大事なこと❸

高価な食材や揚げ物に注意

特別な日だからといって高価なものを用意することも避けましょう。応援したい気持ちはわかりますが、ふだん食べ慣れていないものは体調にどのように影響するかわかりません。また、とんかつなどの揚げ物も避けたいメニュー。脂質の多いものは消化に時間がかかるので、体を動かすときは不向きです。消化しにくい海藻やきのこも当日は控えましょう。

👆ここいちばんに大事なこと❹

体に負担をかけない
エネルギーを

どんな勝負にもエネルギーは必要です。体に負担がかからずエネルギーになりやすいのが糖質ですが、急激に血糖値を上げると本番に眠くなることも。消化がよくエネルギーになりやすく、水分なども補給できる本書のスープとおにぎりをぜひご活用ください。

体作りの基本
「筋肉」「骨」「血液」
を作るスープ

どんなスープがいいのか迷ったら、
まずは体作りの基本となるこのパートのものを。
日々の体作りに欠かせない栄養素を
バランスよく取り入れているので安心です。
和風、洋風、中華と献立に合わせて選べます。

スープ作りに欠かせない

「だし」と「調味料」のこと

Dashi
だし

私たちが日々おいしいと感じる「旨み」は、昆布やかつお節、干ししいたけに含まれるグルタミン酸やイノシン酸、グアニル酸という成分で、古くから日本の食文化に根づいています。現代は、安価で手軽な市販だしが多く出回っていますが、なかには果糖ブドウ糖液糖などの甘み成分や塩分が多く添加されたものもあるので、上手に選びましょう。だしを取るのが億劫なかたは、冷蔵庫で保存可能な水出しの昆布だしをお試しください。また、だしを取ったあとの昆布やかつお節、しいたけなどは、細かく刻んで炒めるとふりかけになります。

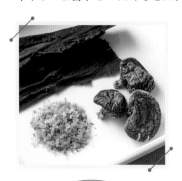

昆布 表面の白い粉は旨み成分なので、拭き取りすぎないように。昆布の種類によってだしの味が変わるので、いろいろ試すのもおすすめ。

干ししいたけ もどし汁をだし汁として使う。生しいたけに比べてビタミンDなど体作りに有効な成分が豊富。

かつお節 だしを取ったあとはフライパンでいって、しょうゆや砂糖で味をつけるとふりかけになる。

水出しだから簡単！
昆布だし

水500mlに昆布5gを麦茶ポットなどの蓋付きの容器に入れ、冷蔵庫で3時間以上おく。冷蔵庫で2日間保存可能なので、常備しておくと便利。

市販の顆粒だしやだしパック

鶏がらスープの素やコンソメスープの素などは原材料の表示を確認して、原材料がなるべくシンプルなものを。使用量の多い順に記載されていますから、果糖ブドウ糖液糖などが最初にくるものは避けましょう。和風だしなら無添加のだしパックもおすすめです。

毎日のように使うだしと調味料。便利なものもたくさん出回っていますが、成長期の子どもは味覚も発達途中ですから、できるだけ素材の味を生かす天然のものや、原材料がシンプルなものを使いたいですね。トップアスリートのなかには、体の感覚を研ぎ澄ますために、合成された調味料を一切とらない人もいるほど。だしパックなども併用しながら無理せず続けましょう。

調味料

味のみならず原材料や製造方法が異なり、それが体へ及ぼす効果や影響もさまざま。それぞれの選び方のポイントをご紹介します。

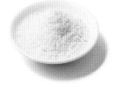

塩 精製塩はナトリウム以外のミネラル分が少ないため、できれば天日干しまたは平釜で加工された天然塩がおすすめ。また、成分表示にカルシウムやマグネシウムなどのミネラルが多いものを選びましょう。なお、塩はにおいがつきやすいので、密閉して保存しましょう。

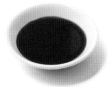

しょうゆ 本書で使用しているしょうゆは濃口しょうゆです。一般的には大豆、小麦、塩で造られますが、大豆の代わりに脱脂加工大豆が使われているものも多く見かけます。一概にNGではありませんが、できるだけ大豆と記載のあるものを選びましょう。ちなみに薄口しょうゆは濃口しょうゆより塩分が高く、原材料が複雑なものがあるので上手に選びましょう。

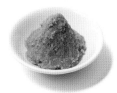

みそ 他の調味料と同じく、米、大豆、食塩など原材料がシンプルなものを。アルコール（酒精）が添加されていると発酵が止まり、生きた酵母菌や乳酸菌が減少するため注意しましょう。発酵食品なので食物繊維を含み腸内環境をととのえるほか、サポニンやイソフラボンによる抗酸化作用が期待できます。

油 含まれる脂肪酸によって性質が変わります。加熱に強いのはオリーブ油。炒める際はオリーブ油を使用してください。なおサラダ油は加熱によって体に害となる成分が発生したり、悪玉コレステロールを増やしたりします。アマニ油やえごま油などはそのまま使用すると、魚油（EPA、DHA）と同様の働きをします。ごま油はオリーブ油ほどではありませんが、比較的、加熱調理に強い油です。

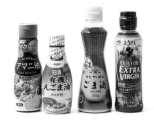

鶏肉とブロッコリーの
コンソメスープ

筋肉をつけたい大人にも定番の鶏肉とブロッコリーの取り合わせです。
具材をゴロゴロとさせると満足感もアップ。

材料（2人分）

鶏もも肉（一口大に切る）……………… 160g
ブロッコリー（小房に分ける）…………80g
コンソメスープの素（顆粒）……… 小さじ2
水 ………………………………… 400㎖
塩 ………………………………… 少々
オリーブ油 ………………… 小さじ½

作り方

1 フライパンにオリーブ油を熱し、中火で鶏もも肉を焼く。表面が全体に白っぽくなったら水、コンソメスープの素を加え、沸いたらあくをすくって約5分煮る。

2 ブロッコリーを加えて火が通るまで煮て、塩で味をととのえる。

memo

鶏の皮を除けばエネルギーカットになりますが、皮にはコラーゲンやビタミンKなど骨の強化に関わる栄養素が含まれているので、成長期の子どもは適度にとることをおすすめします。

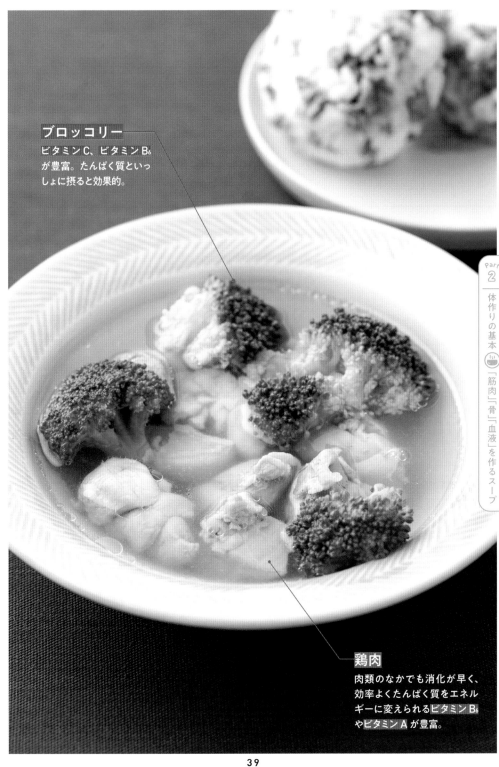

ブロッコリー
ビタミン C、ビタミン B_6 が豊富。たんぱく質といっしょに摂ると効果的。

鶏肉
肉類のなかでも消化が早く、効率よくたんぱく質をエネルギーに変えられるビタミン B_6 やビタミン A が豊富。

高野豆腐とわかめのみそ汁

植物性のたんぱく質のなかでも再注目されている高野豆腐は、
通常のサイズからそのまま使えるミニサイズまでさまざま。
常備しておくと便利です。

材料（2人分）

高野豆腐 (ごく小さいもの) ················· 10g
わかめ (乾燥) ································· 1g
だし汁 ····································· 300㎖
みそ··· 20g

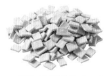

汁ものにそのまま入れられる小さな高野豆腐。水でもどさず使えて便利です。もどして使うタイプは、もどしてから小さめに切ってください。

作り方

1 わかめは水に浸してもどす。

2 鍋にだし汁と高野豆腐を入れて温め、軽く沸いたら1を加えて火を止める。

3 みそを溶き入れる。

memo

レジスタントプロテインは水溶性食物繊維と似た働きをし、体から老廃物を排出する作用があります。高野豆腐のほか甘酒にも含まれます。

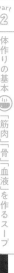

高野豆腐
たんぱく質、カリウム、鉄など が豊富に摂れる。レジス タントプロテインという難消 化性のたんぱく質を含む。

わかめ
食物繊維やヨードのほか、 カルシウムが豊富。

シーフード中華スープ

冷凍シーフードミックスで一度に複数の魚介の栄養が摂れる
手軽な一品です。ごま油で炒めるとコクと香りが増して美味。

材料（2人分）

シーフードミックス（冷凍）‥‥‥‥‥ 160g

A ┌ 水 ‥‥‥‥‥‥‥‥‥‥‥‥‥‥ 400mℓ
　├ 中華だし（顆粒）‥‥‥‥‥‥‥ 小さじ1
　└ 塩 ‥‥‥‥‥‥‥‥‥‥‥‥‥ 少々

ごま油 ‥‥‥‥‥‥‥‥‥‥‥‥‥ 小さじ½
三つ葉（好みで。3cm長さに切る）‥‥‥‥ 10g

作り方

1 冷凍シーフードミックスは右記の
　要領で解凍する。

2 鍋にごま油を熱して 1 を炒め、全
　体に油がまわったら A を加えて沸
　かし、弱火にして3分煮る。

3 器に盛って三つ葉をのせる。

memo

冷凍シーフードミックスをおいし
く料理するには、解凍方法が決
め手。海水程度の塩水（水500
mℓに塩大さじ1が目安）に30分
ほど浸し、水気をきって使うとプ
リプリとした食感になります。塩
水にレモン汁または酢大さじ1
程度加えると臭みも取れます。

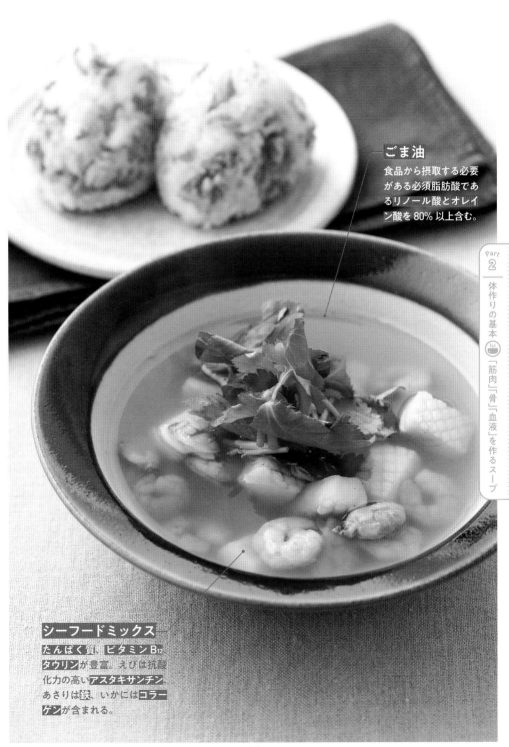

ごま油
食品から摂取する必要
がある必須脂肪酸であ
るリノール酸とオレイ
ン酸を 80% 以上含む。

シーフードミックス
たんぱく質、ビタミン B12、
タウリンが豊富。えびは抗酸
化力の高いアスタキサンチン、
あさりは鉄、いかにはコラー
ゲンが含まれる。

牛肉ときくらげの中華スープ

薬膳でもよく用いられるきくらげをふだんの食事にぜひ取り入れて。
きくらげの代わりに干ししいたけで作ることもできます。

材料（2人分）

牛ももかたまり肉（一口大に切る）… 150g
きくらげ（乾燥）……………………… 2g
にんにく（薄切り）…………………… 1片分

A
- 中華だし（顆粒）……………… 小さじ1
- しょうゆ ……………………… 小さじ1/3
- 塩、こしょう………………… 各少々
- 水 ……………………………… 400ml

水菜（3cm長さに切る）…………… 80g
オリーブ油…………………… 小さじ1/2

作り方

1 きくらげは水に浸してもどし、石づきを切り落として一口大に切る。

   *きくらげはお湯でもどすとせっかくの栄養素が溶け出てしまう。

2 フライパンにオリーブ油を熱し、牛もも肉、にんにくをさっと炒める。

3 1、Aを加えて沸かし、弱火で約5分煮て、水菜を加えて火を止める。

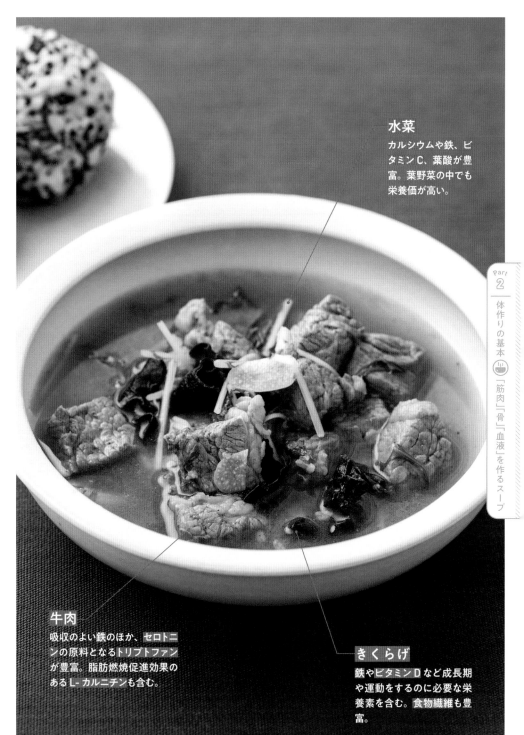

水菜
カルシウムや鉄、ビタミンC、葉酸が豊富。葉野菜の中でも栄養価が高い。

牛肉
吸収のよい鉄のほか、セロトニンの原料となるトリプトファンが豊富。脂肪燃焼促進効果のあるL-カルニチンも含む。

きくらげ
鉄やビタミンDなど成長期や運動をするのに必要な栄養素を含む。食物繊維も豊富。

45

ハムとチーズのミルクスープ

牛乳ベースのスープにチーズをきかせた子どもの好きな味。
セロリは炒めることで青臭さが抜けて食べやすくなります。

材料（2人分）

ロースハム（2cm角に切る）……… 2枚（40g）
セロリ（薄切り）……………………50g
バター …………………………… 4g
┌ 牛乳………………………200㎖
│ 水 ………………………150㎖
A コンソメスープの素（顆粒）… 小さじ2
└ 粉チーズ ………………… 大さじ2
塩 …………………………………… 少々
粉チーズ（飾り用）……………… 小さじ1

作り方

1　鍋にバターを熱して溶かし、ロースハムとセロリを中火で軽く炒める。

2　Aを加えて混ぜながら沸かし、塩を加えて火を止める。

3　器に盛って粉チーズをふる。

memo

バターの黄色はβ-カロテンで、必要に応じて体内でビタミンAに変わります。ビタミンAは視力に関与するほか、皮膚や粘膜を作る大事な栄養素。ところで料理のときにバターをマーガリンで代用していませんか？　マーガリンにはトランス脂肪酸といって、摂取を控えたほうがよい脂肪酸が含まれています。成長期のお子さんにはぜひバターを使ってください。

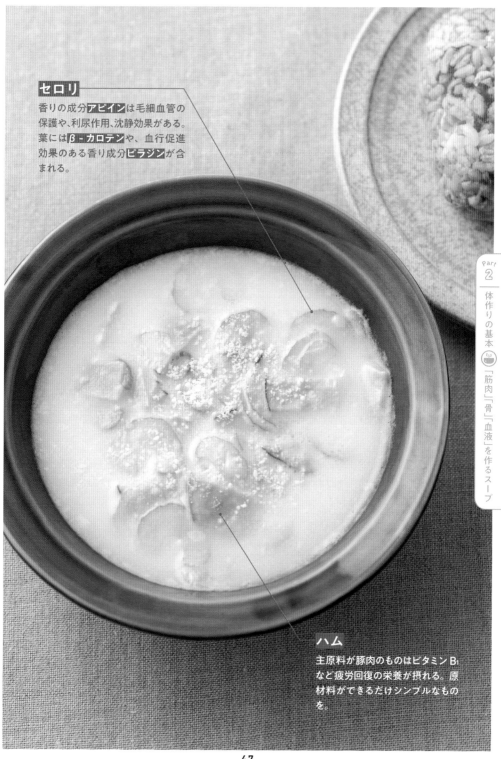

セロリ

香りの成分 **アピイン** は毛細血管の
保護や、利尿作用、沈静効果がある。
葉には **β - カロテン** や、血行促進
効果のある香り成分 **ピラジン** が含
まれる。

ハム

主原料が豚肉のものはビタミン B_1
など疲労回復の栄養が摂れる。原
材料ができるだけシンプルなもの
を。

さば缶の冷や汁

さば缶で手軽に作れる冷や汁は、
食欲の落ちる夏でもさっぱり食べられて栄養満点！
暑い時期は冷たい汁物で体の熱を取って食欲を回復させましょう。

材料（2人分）

さばの水煮（缶）	160g
きゅうり（輪切り）	1本分（60g）
みょうが（細切り）	40g
木綿豆腐	100g

A
みそ	20g
すりごま（白）	大さじ1 1/3
いりごま（白）	大さじ1
しょうが（すりおろし）	小さじ1
さばの水煮の缶汁	大さじ2
だし汁	300㎖

大葉（細切り）	8枚分

memo

魚の種類に関係なく缶詰からは質のよい脂質（EPA、DHA）が摂れます。これらの脂質は熱に弱いものの、缶詰特有の製造方法ならば上質な状態が保たれます。安価で使いやすいのでぜひご活用ください。

作り方

1 木綿豆腐はしっかり水きりをし、一口大にくずす。

2 ボウルにAを入れてよく混ぜ、さばの水煮をほぐしながら加え、1、きゅうり、みょうがを加えて軽く混ぜる。

3 器に盛って大葉をのせる。

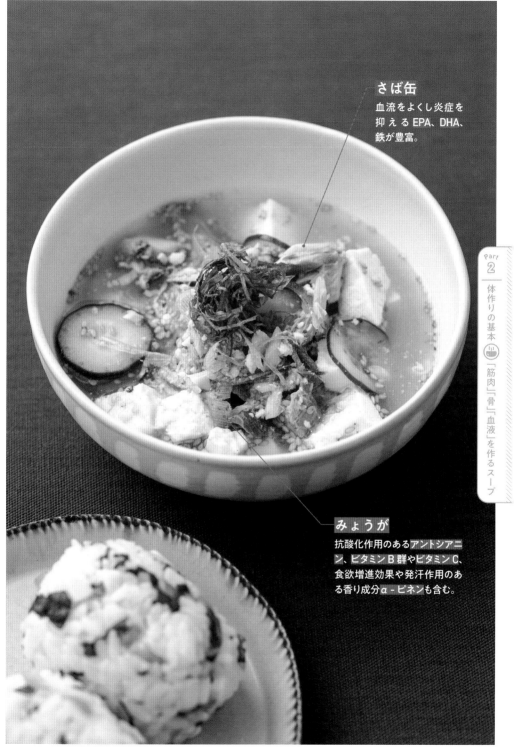

さば缶
血流をよくし炎症を
抑える EPA、DHA、
鉄が豊富。

みょうが
抗酸化作用のあるアントシアニ
ン、ビタミンB群やビタミンC、
食欲増進効果や発汗作用のあ
る香り成分α - ピネンも含む。

黒ごまのお汁粉風

黒ごまのコクと香りがクセになる、ほんのり甘いスープです。
とろみをつけると満腹感が得られ、また冷めにくいので
寒い日の朝食や補食にもどうぞ。

材料（2人分）

練りごま（黒）……………………………40g
きび砂糖 ……………………………………22g
豆乳（成分無調整のもの）……………… 300㎖
片栗粉 …………………………… 小さじ1強
水 …………………………………… 小さじ2
くこの実（乾燥）……………………………6粒

作り方

1　鍋に練りごま、きび砂糖を入れて
　弱火にかけ、よく混ぜながら豆乳
　を少しずつ加えて沸かす。

2　片栗粉と水を混ぜて加え、よく混
　ぜてとろみをつける。器に盛って
　くこの実をのせる。

memo

風邪のひきはじめには、片栗粉
の代わりに葛粉がおすすめ。葛
粉のイソフラボンやサポニンが
体を温め、血流をよくします。ま
た整腸作用もあり、便秘ぎみの
ときにも効果的です。

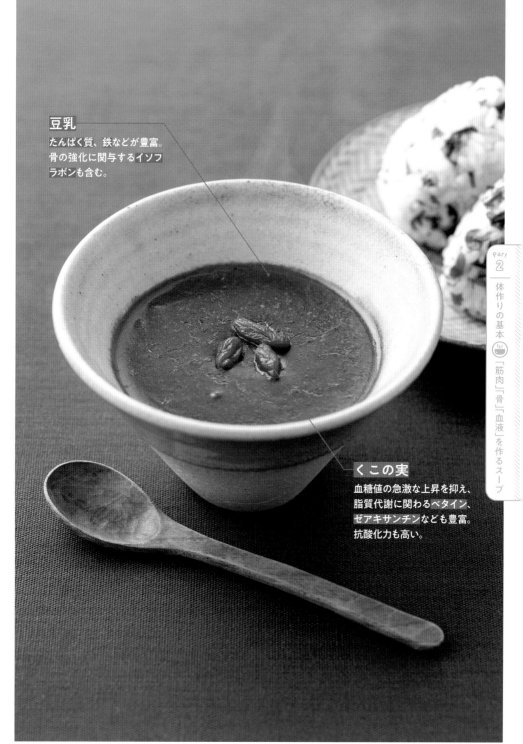

豆乳
たんぱく質、鉄などが豊富。
骨の強化に関与するイソフ
ラボンも含む。

くこの実
血糖値の急激な上昇を抑え、
脂質代謝に関わるベタイン、
ゼアキサンチンなども豊富。
抗酸化力も高い。

足りないミネラルは
硬水で補いましょう

　水はミネラルのうちカルシウムとマグネシウムの量で硬度が決まり、1ℓあたり120mg以下ならば軟水、それ以上であれば硬水と区別されています。つまり硬水を選ぶだけで不足しやすいカルシウムや代謝に必要なマグネシウムが摂れるということ。日本の水のほとんどは口当たりが軽く飲みやすい軟水で、硬水はヨーロッパ産のものが多く、人によっては苦みや重みがあって飲みにくく感じます。しかしその硬水をスープに用いても難点を感じにくく、味もほとんど変わりません。水を替えるだけで不足しがちなカルシウムやマグネシウムなどが補給できるので、ぜひ硬水をスープ作りに活用してください。

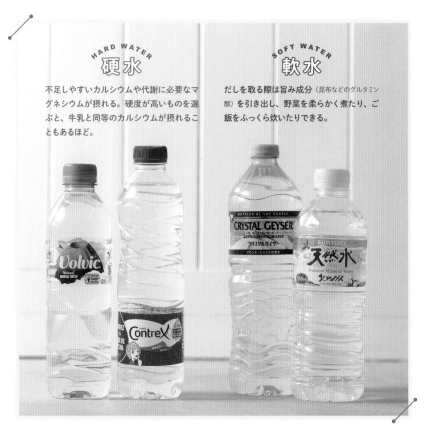

HARD WATER 硬水

不足しやすいカルシウムや代謝に必要なマグネシウムが摂れる。硬度が高いものを選ぶと、牛乳と同等のカルシウムが摂れることもあるほど。

SOFT WATER 軟水

だしを取る際は旨み成分（昆布などのグルタミン酸）を引き出し、野菜を柔らかく煮たり、ご飯をふっくら炊いたりできる。

なりたい体を
サポートする
目的別最適スープ

子どもが目指す「なりたい体」をスープでサポート。

パフォーマンスを上げるため、

弱点克服に向けて、さまざまな項目から選べます。

それぞれ、体の仕組みを踏まえて

わかりやすく解説しました。

そちらも参考にしてください。

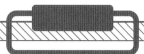 **免疫力**を上げたい！

最近はインフルエンザをはじめ、さまざまな感染症が年中流行っています。
手洗いやうがい、十分な睡眠とともに、
食事でもウイルスに負けない体作りを心がけましょう。

たんぱく質とビタミンDが決め手！
子どもも大人と同じ量のたんぱく質を。

日々、過酷なトレーニングを行うプロアスリートは、免疫が落ちやすく、体調をくずすことがあります。これは運動によって免疫に必要な多くのたんぱく質を消耗しているため。このたんぱく質、実はアスリートだけでなく成長期の子どもにも多く必要で、その量は大人と同じくらいです。例えばまだ大人ほど食べられないからといって、ハンバーグを小さくするのではなく、大人と同じ大きさにしてください。また免疫にはビタミンDが大きな役割を果たしています。人間は日光に当たると体内でビタミンDを生成できますが、個人差も大きいため、体が弱っているなと感じたらビタミンDが多く含まれる食材を積極的に摂りましょう。なおビタミンDは脂溶性ビタミンなので、オリーブ油などの油脂と調理することで吸収を高められます。スープの具材を炒めるなど、油を使って調理することがポイント。また、温かい汁物で体温を上げると免疫力アップにつながります。

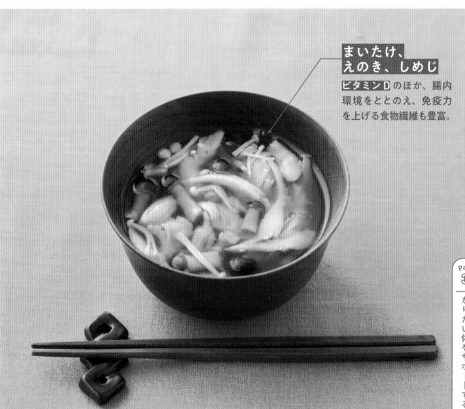

まいたけ、
えのき、しめじ

ビタミンDのほか、腸内
環境をととのえ、免疫力
を上げる食物繊維も豊富。

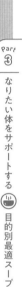

きのこ汁

数種の異なるきのこを合わせた旨みたっぷりのおみそ汁。
油を使うと満足感が高く、寒い時期は冷めにくいという利点もあります。

材料（2人分）

まいたけ	20g
えのきたけ	20g
しめじ	10g
だし汁	300mℓ
みそ	20g
オリーブ油	小さじ½

作り方

1. きのこ類は石づきを切り落とし、食べやすく切るか小房に分ける。

2. 鍋にオリーブ油を熱して1を軽く炒め、だし汁を加えて沸かし、2～3分煮る。

3. 火を止めてみそを溶き入れる。

なすのスープカレー

脂肪分が少ない鶏むね肉で作るあっさりとしたスープカレーです。
火を通しすぎるとパサつくのでご注意を。カレー粉は炒めると香りが増します。

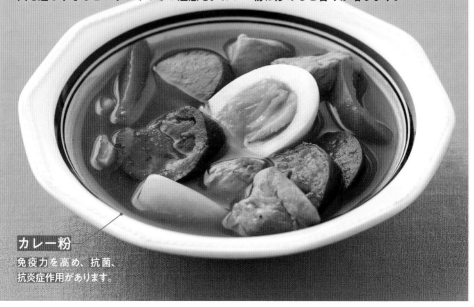

カレー粉
免疫力を高め、抗菌、
抗炎症作用があります。

材料（2人分）

鶏むね肉（一口大に切る）…………………… 100g
なす（一口大に切る）…………………………… 130g
パプリカ（赤、黄。一口大に切る）…… 各100g
しょうが（せん切り）…………………… ½かけ分

A ┌ カレー粉 …………………………… 大さじ1
　└ 塩、こしょう ……………………………各少々

B ┌ 水 ………………………………………… 300㎖
　├ トマトジュース ………………………… 100㎖
　└ コンソメスープの素（顆粒）…… 小さじ1

ゆで玉子（半分に切る）………………… 1個分
オリーブ油 ………………………………… 小さじ⅔

作り方

1　鍋にオリーブ油を熱し、鶏むね肉、
　なす、しょうがを中火で炒める。

2　全体に油がまわって香りが立ったら
　パプリカ、A を加えて炒める。

3　再び香りが立ったら B を加えて沸か
　し、中火で約5分煮る。器に盛って
　ゆで玉子を添える。

memo

カレー粉はミックススパイスなの
で商品によって種類や量が違い
ますが、比較的量が多いのはコリ
アンダーとクミン。コリアンダー
パウダーは香菜の種で、胃腸の調
子をととのえ、またたんぱく質と味
の相性がよいといわれています。

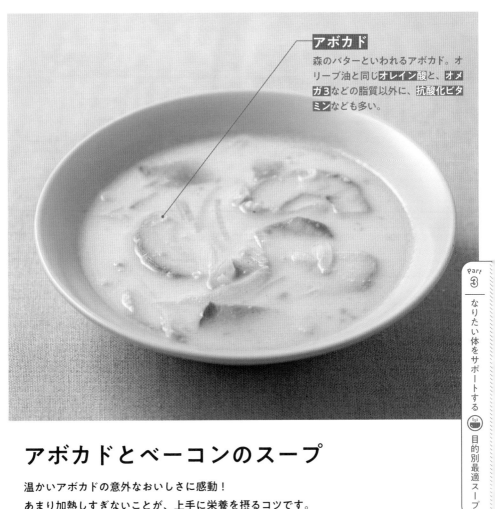

アボカド

森のバターといわれるアボカド。オリーブ油と同じ**オレイン酸**と、**オメガ3**などの脂質以外に、**抗酸化ビタミン**なども多い。

アボカドとベーコンのスープ

温かいアボカドの意外なおいしさに感動！
あまり加熱しすぎないことが、上手に栄養を摂るコツです。

材料（2人分）

ベーコン（1cm幅に切る）…………2枚分（40g）
アボカド（5mm厚さに切る）………………… 60g
玉ねぎ（薄切り）………………………………… 40g
┌ 牛乳 ………………………………… 300ml
A コンソメスープの素（顆粒）…… 小さじ1
└ 塩、粒こしょう ………………………… 各少々
オリーブ油 …………………………… 小さじ½

作り方

1. 鍋にオリーブ油を熱し、ベーコン、玉ねぎを中火で炒める。玉ねぎがしんなりしたらアボカドを加えて軽く炒める。

2. **A**を加えて混ぜ、弱火で沸騰直前まで温める。

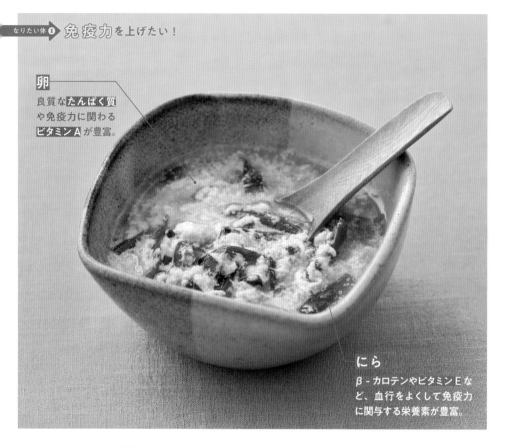

卵
良質な **たんぱく質** や免疫力に関わる **ビタミンA** が豊富。

にら
β-カロテンやビタミンEなど、血行をよくして免疫力に関与する栄養素が豊富。

にら玉汁

元気を授けてくれそうな緑色が鮮やかなにらに、
ふわふわ玉子がやさしくからみます。だし汁を鶏がらスープにすると中華風に。

材料（2人分）

にら (3cm長さに切る) ……………………… 40g
卵 ………………………………………… 2個
┌ だし汁 ……………………………… 300mℓ
A しょうゆ ……………………………… 小さじ1
└ 塩 ………………………………………… 少々

作り方

1 鍋に **A** を入れて沸かし、にらを加えてひと煮立ちさせる。

2 卵をときほぐし、少しずつ回し入れる。ふわっと固まったら火を止める。

ここいちばんというときだけでなく、日々の練習や勉強も集中力をつけて
パワーアップしてほしいですね。集中力が続かないのは
性格ではなく、食事の影響もあるかもしれません。

血糖値をコントロールして
エネルギーを上手にとりましょう。

集中力が続かない子どもに「糖分補給」としてチョコレートなど甘いものをすすめていませんか？　脳のエネルギー源はブドウ糖のみと誤解されがちですが、実はそれ以外にも存在します。ですから集中が切れることを心配して、甘いものを食べさせる必要はありません。むしろ空腹時に砂糖たっぷりのお菓子を食べると急激に血糖値の上昇と下降をまねき、だるさや眠気が起こりやすくなって、逆に集中力が切れてしまいます。集中力を高めるためには、ゆるやかに血糖値を上げる食品を選びましょう。主食であればそばや玄米のように食物繊維の多いものがおすすめ。食事は食物繊維の多い野菜や海藻などから食べ始めることも効果があります。また、日頃から脳神経に関与する青魚に豊富に含まれるDHAや大豆や卵黄に含まれているコリン*を摂ることも大切です。

*細胞膜や神経細胞の構成に必要なレシチンというリン脂質の材料になり、脂質の代謝や肝機能を向上させ、脳の活性化などにつながる。

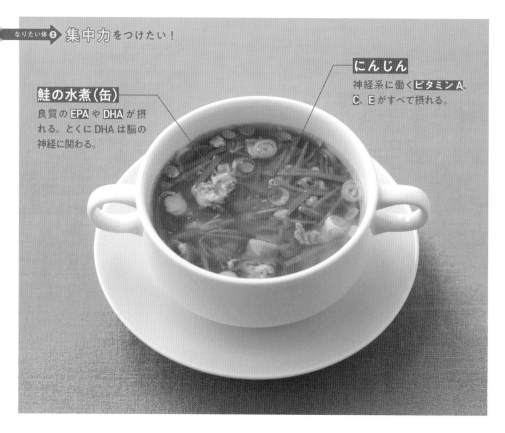

にんじん
神経系に働くビタミンA、C、Eがすべて摂れる。

鮭の水煮（缶）
良質のEPAやDHAが摂れる。とくにDHAは脳の神経に関わる。

鮭とにんじんのスープ

水煮缶で手軽に作れる鮭のスープ。
缶汁にはDHAが溶け出しているのでぜひ活用しましょう。

材料（2人分）

鮭の水煮（缶）	30g
鮭の水煮の缶汁	大さじ1⅓
にんじん（せん切り）	20g
長ねぎ（小口切り）	20g
Ⓐ だし汁	300mℓ
└ コンソメスープの素（顆粒）	小さじ1
オリーブ油	小さじ½

作り方

1　鍋にオリーブ油を熱し、にんじんをさっと炒める。

2　Ⓐを加えて沸かし、鮭の水煮をほぐしながら缶汁、長ねぎとともに加え、ひと煮立ちさせて火を止める。

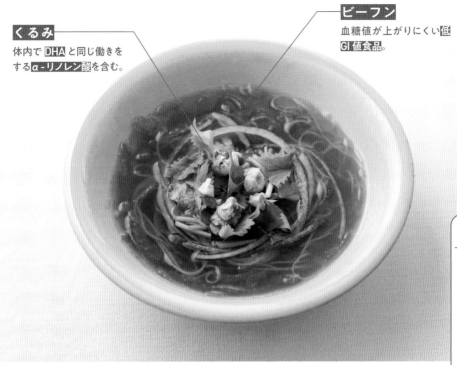

ビーフン
血糖値が上がりにくい低GI値食品。

くるみ
体内でDHAと同じ働きをするα-リノレン酸を含む。

くるみ入り和風ビーフン汁

一見アジアンテイストですが、鶏がらスープに和風だしを合わせた
親しみやすい味。ビーフンは加工中に米を冷却するため、GI値が低くなります。

材料（2人分）

ビーフン	40g
紫玉ねぎ（薄切り）	20g
┌ だし汁	300㎖
│ 酒	小さじ2
A しょうゆ	小さじ2
│ 鶏がらスープの素（顆粒）	小さじ½
└ 塩、こしょう	各少々
くるみ（粗くくだく）	10g
パクチー（好みで。ざく切り）	適量

作り方

1 ビーフンは表示通りゆでてもどす。

2 鍋に**A**を入れてひと煮立ちさせ、紫玉ねぎを加えて軽く煮る。1を加えて温め、器に盛ってくるみ、パクチーをのせる。

61

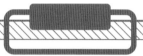

なりたい体 ❸ 持久力をつけたい！

陸上や水泳の長距離などの持久系の競技だけでなく、
練習時間が長い場合にも備えたい力です。
ふだんの食事に持久力アップを助けるスープをプラスしましょう。

スタミナ切れを防ぐには
炭水化物（糖質）＋ ビタミン B₁ を。

車がガソリンで走るように、人間が長時間体を動かすためには、
グリコーゲンが必要です。グリコーゲンはご飯などの主食や果
物に多く含まれる糖質から体内で合成され、筋肉や肝臓などに
蓄えられます。よくスタミナが切れるといいますが、それはこの
グリコーゲンが減って体の動きが悪くなった状態。そうならな
いように、運動前にあらかじめ炭水化物（糖質）を摂り、体にグ
リコーゲンをためて持久力をアップさせます。このような食事
法を「グリコーゲンローディング」といいます。ただしグリコー
ゲンをエネルギーに変える際にはビタミン B₁ をいっしょに摂る
ことが重要です。炭水化物（糖質）＋ビタミン B₁ の組み合わせ
を覚えておくとアレンジも簡単です。

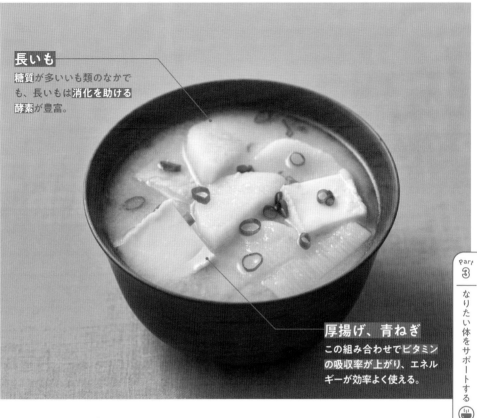

長いも
糖質が多いいも類のなかでも、長いもは消化を助ける酵素が豊富。

厚揚げ、青ねぎ
この組み合わせでビタミンの吸収率が上がり、エネルギーが効率よく使える。

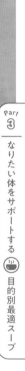

長いも汁

ほくほくの長いもと食べ応えのある厚揚げのおみそ汁です。
おなじみ食材でなりたい体を目指せるうれしい取り合わせ。

材料（2人分）

長いも	100g
厚揚げ	60g
だし汁	400㎖
みそ	30g
青ねぎ（小口切り）	2本分

作り方

1 長いもは5㎜厚さの半月切りに、厚揚げは油抜きをして一口大に切る。

2 鍋にだし汁、1を入れて火にかけ、沸いたら約3分煮て火を止める。

3 みそを溶き入れ、器に盛って青ねぎを散らす。

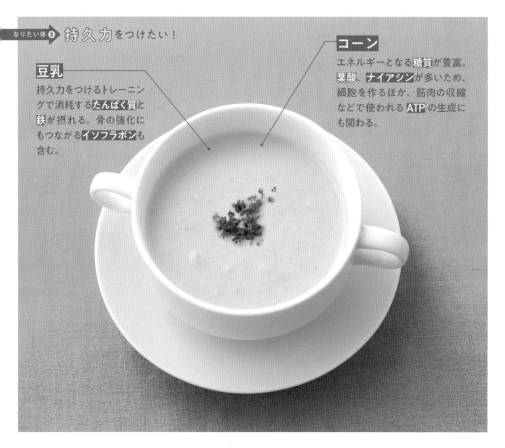

豆乳

持久力をつけるトレーニングで消耗する**たんぱく質**と**鉄**が摂れる。骨の強化にもつながる**イソフラボン**も含む。

コーン

エネルギーとなる**糖質**が豊富。**葉酸**、**ナイアシン**が多いため、細胞を作るほか、筋肉の収縮などで使われる**ATP**の生成にも関わる。

豆乳コーンスープ

エネルギーとなる糖質が豊富なとうもろこしは、
クリームコーン缶なら消化がよく、エネルギーが補給できます。
脂質を抑えた適度なコクですっきりとした後味です。

材料（2人分）

クリームコーン（缶）‥‥‥‥‥‥‥‥‥‥ 150g
水 ‥‥‥‥‥‥‥‥‥‥‥‥‥‥‥‥‥‥ 200㎖
Ⓐ 豆乳（成分無調整のもの）‥‥‥‥‥‥ 100㎖
　 コンソメスープの素（顆粒）‥‥‥‥ 小さじ1
　 塩 ‥‥‥‥‥‥‥‥‥‥‥‥‥‥‥‥ 少々
パセリ（みじん切り）‥‥‥‥‥‥‥‥‥‥‥ 少々

作り方

1 鍋にクリームコーンと水を入れて中火にかけ、よく混ぜながら溶かす。

2 沸いたらⒶを加えてひと煮立ちさせ、器に盛ってパセリをのせる。

身長を伸ばしたい！

スポーツをがんばる子はもちろん、そうでなくても男女を問わず
気になる身長。身長を伸ばすための栄養素を摂り、
睡眠の質を上げる食べ方も意識しましょう。

脂溶性ビタミンやミネラルとともに 良質なたんぱく質の摂取と たっぷりの睡眠を。

身長は遺伝的な要素が大きいものの、成長期は一般的に身長が
伸び、筋肉量が増えます。まずはこれらに関わる栄養素が不足
しないようにしましょう。肉や魚介、卵などの良質なたんぱく質
は身長や筋肉の組織を作るだけでなく、骨の成長に影響するホ
ルモンのひとつ「成長ホルモン」も作ります。さらに骨を作り
強度を高めるカルシウムやマグネシウムなどのミネラル、ビタ
ミンDやビタミンKなどの脂溶性ビタミンも積極的に摂りましょ
う。また遅い時間の夕食は内臓に負担をかけ、睡眠の質を下げ
るため、体の成長にも影響します。どうしても夕食が遅くなる
ときは、寝るまでにある程度消化できるスープ（→p.84）がおす
すめです。

Part 3 なりたい体をサポートする 目的別最適スープ

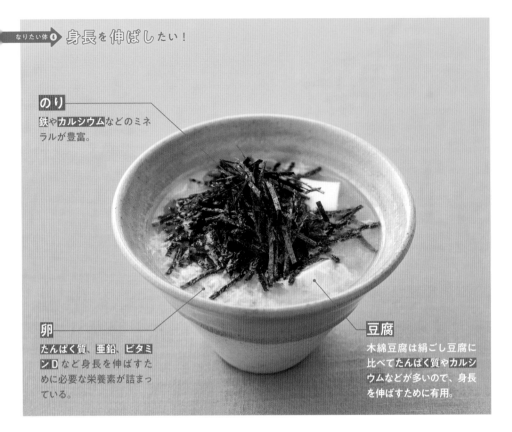

のり
鉄や**カルシウム**などのミネ
ラルが豊富。

卵
たんぱく質、**亜鉛**、**ビタミ
ンD**など身長を伸ばすた
めに必要な栄養素が詰まっ
ている。

豆腐
木綿豆腐は絹ごし豆腐に
比べてたんぱく質やカルシ
ウムなどが多いので、身長
を伸ばすために有用。

卵とのりのスープ

豆腐と卵のやさしい味わいに、たっぷりの刻みのりがインパクト大。
とろみをつけると冷めにくいうえに、のど越しもよくなります。

材料（2人分）

木綿豆腐（角切り）	60g
卵	2個
A ┌ だし汁	300㎖
└ 塩、こしょう	各少々
片栗粉	大さじ½
水	大さじ1
刻みのり	3g

作り方

1 鍋に**A**、木綿豆腐を入れて火にかけ
てひと煮立ちさせる。片栗粉を水で
溶かし加え、混ぜながらとろみをつ
ける。

2 卵をときほぐし、回し入れてふわっ
と固まったら火を止め、器に盛って
刻みのりをのせる。

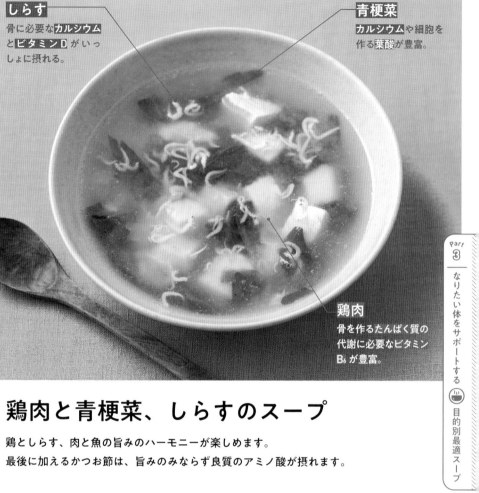

しらす
骨に必要な**カルシウム**と**ビタミンD**がいっしょに摂れる。

青梗菜
カルシウムや細胞を作る**葉酸**が豊富。

鶏肉
骨を作るたんぱく質の代謝に必要なビタミンB_6が豊富。

鶏肉と青梗菜、しらすのスープ

鶏としらす、肉と魚の旨みのハーモニーが楽しめます。
最後に加えるかつお節は、旨みのみならず良質のアミノ酸が摂れます。

材料（2人分）

鶏むね肉（一口大に切る）················· 100g
青梗菜（2cm長さに切る）················· 100g

┌ だし汁 ······································ 300mℓ
A 鶏がらスープの素（顆粒）······· 小さじ½
└ 塩、こしょう ························· 各少々

┌ しらす ····································· 15g
B
└ かつお削り節 ····························1g

オリーブ油 ···························· 小さじ½

作り方

1 鍋にオリーブ油を熱し、鶏むね肉を弱めの中火で焼く。全体に色が変わってほぼ火が通ったら青梗菜を加えてさっと炒める。

2 **A**を加えて沸かし、**B**を加えて火を止める。

なりたい体 ➎ 体を大きくしたい！

一生懸命食べてもなかなか体が大きくならないお子さん。
競技によっては体格の差で成績が変わることもあるでしょう。
食が細いだけでなく、吸収できていない可能性もあります。

摂取エネルギー ＞ 消費エネルギーになるように意識しましょう。

単純な考え方ですが、体を大きくしたいときは、1日に消費するエネルギーよりも食事量を増やしましょう。つまり食事を「摂取エネルギー ＞ 消費エネルギー」となるように意識します。これまでの食事量を基本にし、とくに体作りの材料となるたんぱく質を増やします。その上で炭水化物と脂質を増やすと、トータルの摂取エネルギーが増えます。その他に、スープの具材を小さくカットしたり、よく煮込んだりすることで柔らかくくずれて汁に溶け込み、食べやすくなります。また、水ではなくシチューのようにベースを牛乳や豆乳などにすればさらに栄養素をプラスすることもできます。消化がよく、ボリュームのあるスープを積極的にとりましょう。

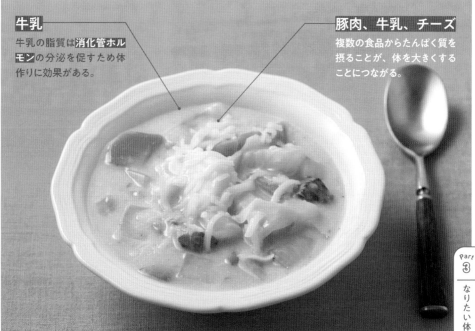

牛乳
牛乳の脂質は消化管ホルモンの分泌を促すため体作りに効果がある。

豚肉、牛乳、チーズ
複数の食品からたんぱく質を摂ることが、体を大きくすることにつながる。

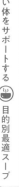

ポークシチュー風スープ

肉や野菜がごろごろ入ったボリューム満点のひと皿。
補食としてとれば、より体を大きくすることにつながります。

材料（2人分）

豚ももかたまり肉（一口大に切る）	120g
玉ねぎ（一口大に切る）	60g
にんじん（一口大に切る）	60g
じゃがいも（一口大に切る）	60g

A
牛乳	400mℓ
水	100mℓ
コンソメスープの素（顆粒）	小さじ2
塩、こしょう	各少々

片栗粉	小さじ1
水	小さじ2
シュレッドチーズ	20g
オリーブ油	小さじ²⁄₃

作り方

1. 鍋にオリーブ油を熱し、豚もも肉と玉ねぎを中火で炒める。豚肉の色が変わったらにんじん、じゃがいもを加えて炒め、全体に油をからめる。

2. **A**を加えてひと煮立ちさせ、弱めの中火で具材が柔らかくなるまで煮る。片栗粉を水で溶いて加え、よく混ぜてとろみをつける。

3. 器に盛ってシュレッドチーズをふる。

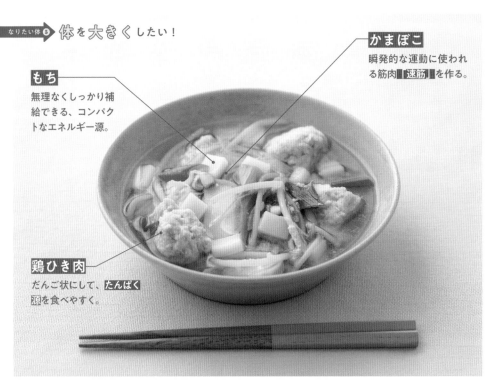

かまぼこ
瞬発的な運動に使われる筋肉「速筋」を作る。

もち
無理なくしっかり補給できる、コンパクトなエネルギー源。

鶏ひき肉
だんご状にして、たんぱく源を食べやすく。

もち入り鶏だんご汁

ふっくら鶏だんごにおもちも入った、腹持ちのよいスープ。
もちと鶏だんごを増やせば、1品でもバランスのよい食事になります。

材料（2人分）

鶏だんご
- 鶏ひき肉 ……………………… 150g
- しょうが（みじん切り）……… ½かけ分
- しょうゆ ……………………… 小さじ2
- 酒 ……………………………… 小さじ1
- 片栗粉 ………………………… 小さじ2

豆もやし …………………………… 70g
かまぼこ（5mm厚さに切る）……… 30g
もち（ミニサイズ）………………… 20g
だし汁 …………………………… 400mℓ
青ねぎ（斜め切り）………………… 2本分
みそ ………………………………… 20g

作り方

1 ボウルに鶏だんごの材料をすべて入れ、よく混ぜる。

2 鍋にだし汁を入れて沸かし、1をスプーン2本でだんご状にして加えて煮る。再び沸いたら豆もやし、かまぼこを入れて約3分煮る。

3 みそを溶き入れ、もち、青ねぎを加えてひと煮立ちさせる。

＊もちはお湯でもどすタイプが使いやすい。大きい場合は1cm角に切る。

なりたい体 ❻ 肥満を解消したい！体型を維持したい！

ダイエットの低年齢化が問題になっています。
食べないダイエットではなく、
正しく食べて代謝を上げるダイエットを心がけましょう。

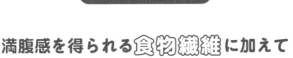

満腹感を得られる食物繊維に加えて脂肪燃焼効果の高いものを。

低エネルギーでも満腹感が得られる食事を心がけましょう。とくに水分が多いスープは、具材次第でお腹を満たすのに最適です。満腹感を感じるためには水溶性と不溶性の両方の食物繊維を含む、海藻やこんにゃく、納豆などが常備しやすくておすすめ。水溶性食物繊維はゆっくりと移動し、不溶性食物繊維は体内でふくらみ満腹感につながるとともに、食事のはじめに食べることで体脂肪がつくのを抑えます。また体脂肪燃焼効果のあるカプサイシンを含む唐辛子や、ショウガオールという加熱すると体を温める成分を含むしょうがを積極的に取り入れましょう。なおカプサイシンは辛みの成分ですので、お子さんには刺激が強い場合があります。様子を見ながら量を調整しましょう。

Part ③ なりたい体をサポートする 目的別最適スープ

71

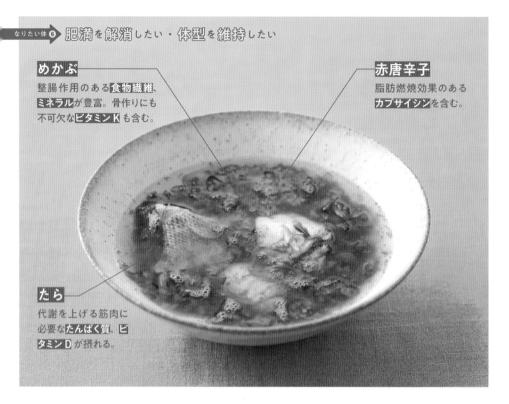

めかぶ
整腸作用のある食物繊維、ミネラルが豊富。骨作りにも不可欠なビタミンKも含む。

赤唐辛子
脂肪燃焼効果のあるカプサイシンを含む。

たら
代謝を上げる筋肉に必要なたんぱく質、ビタミンDが摂れる。

たらとめかぶのちょっぴり辛いスープ

具材は低カロリーでもボリューム満点！ お子さんでも食べやすい
クセのないエスニック風味ですが、赤唐辛子はごく少量からお試しください。

材料（2人分）

たら（生）	60g
刻みめかぶ（湯通ししたもの）	60g
A 塩	少々
酒	小さじ1
B ナンプラー	小さじ1
鶏がらスープの素（顆粒）	小さじ½
塩	少々
赤唐辛子（小口切り）	少々
だし汁	300mℓ
オリーブ油	小さじ½

作り方

1. たらに **A** をふって約10分おき、ペーパータオルで水気を拭く。

2. 鍋にオリーブ油と赤唐辛子を入れて熱し、1の両面を中火でさっと焼く。

3. だし汁を加えて沸かし、**B** を加えて弱めの中火で約5分煮る。刻みめかぶを加えてすぐに火を止める。

＊めかぶはわかめやとろろ昆布で代用可。

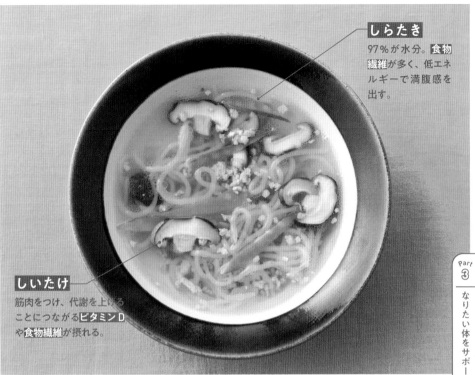

しらたき
97%が水分。食物繊維が多く、低エネルギーで満腹感を出す。

しいたけ
筋肉をつけ、代謝を上げることにつながるビタミンDや食物繊維が摂れる。

しらたき のスープ

麺類の代わりになるしらたきをメインに、豚肉やしいたけ、
しょうがで旨みと香りをプラス。隠し味のポン酢しょうゆで後味軽やか。

材料（2人分）

豚ひき肉	60g
しょうが（みじん切り）	½かけ分
しいたけ（薄切り）	2個分（20g）
しらたき	80g
だし汁	300ml
A ┌ ポン酢しょうゆ	小さじ2
└ しょうゆ	小さじ1
絹さや（斜め切り）	4枚分
オリーブ油	小さじ½

作り方

1　しらたきは食べやすい長さに切る。

2　鍋にオリーブ油を熱し、豚ひき肉、しょうがを中火で炒める。色が変わって香りが立ったら、しいたけを加えて炒める。

3　1、だし汁を加えて沸かし、約3分煮たらA、絹さやを加えて温める。

暑さに強くなりたい！

年々夏の暑さが厳しくなり、熱中症予防を心がける時期も長くなってきました。体温調整機能が未発達で、体内の水分が多い子どもたちは脱水を起こしやすいので心配です。暑さが厳しくなる前から少しずつ準備しましょう。

熱中症対策には食事で
塩分と水分が摂れるスープが便利！

子どもは汗腺が未発達のため、汗をうまくかくことができません。また低学年ほどこまめに水分補給するなど自己管理が難しく、熱中症になりやすい傾向にあります。水分補給として水やお茶、スポーツドリンクのほか、食事の際にスープをとることも熱中症対策につながります。とくに暑いときは塩やしょうゆなどを少し多めに使って塩分を増やしましょう。また、**体から熱を取るためには冷たいスープも効果的**。栄養素においては豚肉や枝豆などに多く含まれているビタミンB1を摂りましょう。ビタミンB1はにんにくや玉ねぎなどのにおい成分アリシンを含む野菜とともに摂ることで吸収率が上がるので、いっしょに使うと効果的です。食欲が落ちやすい時期でもあるので、スープでお腹がいっぱいにならないように、食事のはじめに飲みすぎには注意しましょう。

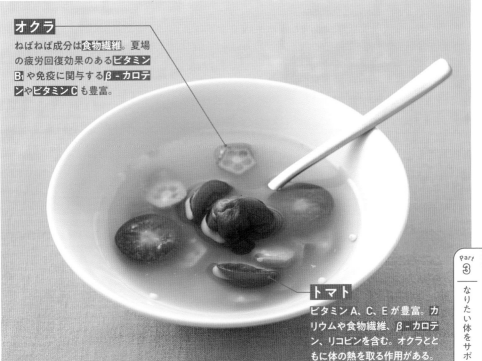

オクラ

ねばねば成分は食物繊維。夏場の疲労回復効果のあるビタミンB₁や免疫に関与するβ-カロテンやビタミンCも豊富。

トマト

ビタミンA、C、Eが豊富。カリウムや食物繊維、β-カロテン、リコピンを含む。オクラとともに体の熱を取る作用がある。

オクラとトマトの冷たいスープ

ひんやり熱を取る冷たいスープ。体の熱を取る作用のある
夏野菜であっさり味に仕立て、梅干しをくずしながらいただきます。

材料（2人分）

オクラ	4本 (40g)
ミニトマト（縦半分に切る）	4個分 (80g)
だし汁	300㎖
塩	少々
梅干し（種を取る）	3個

作り方

1. オクラは塩でもんでさっとゆで、小口切りにする。梅干し1個は包丁でたたいてペースト状にする。

2. 鍋にだし汁と1の梅干しを入れて火にかけ、沸いたらオクラ、ミニトマトを加えてひと煮立ちさせて粗熱を取る。

3. 冷蔵庫で冷やし、器に盛って残りの梅干しを添える。

75

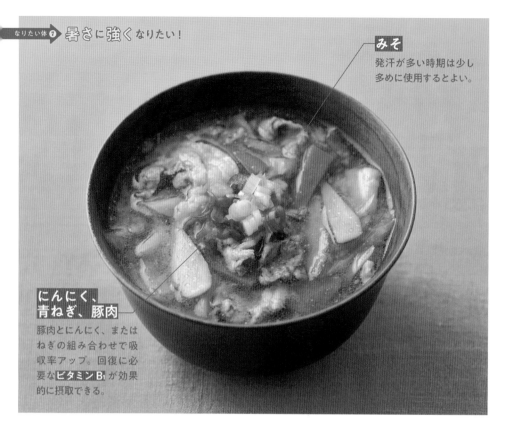

みそ
発汗が多い時期は少し
多めに使用するとよい。

**にんにく、
青ねぎ、豚肉**
豚肉とにんにく、または
ねぎの組み合わせで吸
収率アップ。回復に必
要な**ビタミンB₁**が効果
的に摂取できる。

にんにく入り豚汁

暑い夏にあえて豚汁を！ にんにくと青ねぎで、
ビタミン B₁ の吸収を高めてスタミナをつけましょう。

材料（2人分）

豚薄切り肉	80g
ごぼう（乱切り）	40g
にんじん（乱切り）	40g
大根（乱切り）	30g
にんにく（みじん切り）	1片分
だし汁	400㎖
みそ	30g
オリーブ油	小さじ½
青ねぎ（小口切り）	2本分

作り方

1 豚薄切り肉は食べやすく切る。

2 鍋にオリーブ油を熱し、①とにんにく
を炒め、香りが立ったらごぼうを加
えて全体に炒める。

3 だし汁、にんじん、大根を加えて沸
かし、約5分煮たら火を止めてみそ
を溶き入れる。器に盛って青ねぎを
のせる。

🔥 保護者が知っておきたい
熱中症予防と対処法

熱中症を防ぐための水分補給の目安や、実際に起きてしまったときの対処方法を知っていると、いざというときに役立ちます。

熱中症を防ぐ水分補給の目安

　熱中症は自覚症状がないまま進行していることが多々あります。実は人間の体から水分が2％失われるとパフォーマンスも低下してしまいます。2％とは「少しのどが渇いた」状態。これを目安にのどの渇きを我慢せずこまめに給水するように促しましょう。発汗量が多いときは、水ではなくイオン飲料や経口補水液を。ナトリウム0.1〜0.2％、糖質（果糖に偏らないもの）4〜8％の飲料が理想です。少しのどが渇いた程度なら水で十分です。

熱中症になってしまったら

暑さによる熱中症のタイプは4種類あります。下記の表に記した通り、それぞれの症状や対処法が異なりますので、いざというときに参考にしてください。迷ったら素人判断せず、すぐに救急車を呼ぶことも大切です。

病型	原因と症状	対処方法
熱失神	立った姿勢で足に血液がたまったり、体から熱を放散するために血圧が低下したりすることによって、脳への血流が減少して起こる。めまい、失神（一過性の意識消失）など。	涼しい場所で足を高くして寝かせる。
熱けいれん	大量に汗をかいた際、水のみを補給したときに血液の塩分濃度が低下して起こる。足や腕、腹部の筋に痛みを伴う筋けいれん。	生理食塩水（0.9％食塩水）などの比較的濃いものを飲ませる。点滴。
熱疲労	発汗による脱水と皮膚の血管拡張による循環機能障害。意識障害はなく、脱力感、倦怠感、めまい、頭痛、吐き気、嘔吐などが起こる。	通常は水と塩分を補給（イオン飲料や経口補水液）で回復。
熱射病	熱中症の中で最も重篤な状態。体温の調整機能が破綻し、脳機能に異常をきたして言動に異変、応答できないなど意識障害を起こす。	すぐに救急車を呼び、到着までは体温を低下させるために、できるだけ冷やす。高体温状態が続くと死亡率が高くなる。

なりたい体 ⑧ 冷え性を解善したい！

手足の冷えを訴えるお子さんが増えています。冷えによって睡眠の質が下がり、成長ホルモンの分泌が悪くなることもあるので要注意。スポーツをする上でも体が温まるまで時間を要し、パフォーマンスに影響します。

食事自体に体を温める効果あり！

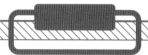
たんぱく質とビタミンEが決め手。

本来は食事をするだけで体から熱が発生して温かく感じます。その作用はたんぱく質が最も高く、他の栄養素の約3倍といわれています。また、冷え性の緩和に効果的な栄養素は血行をよくするビタミンE。食材ではかぼちゃや豆類、ナッツやオイルなどの脂質を含むものに豊富に含まれています。脂溶性ビタミンなので油といっしょに摂ることで効率よく吸収されます。最近のお子さんに多い冷えは、ストレスによる自律神経の乱れが原因のひとつともいわれています。その疑いがある場合は、ストレスを緩和するビタミンCを意識して摂るようにしてください。食事面で気をつけるのはもちろんのこと、できるだけ適度に体を動かし、良質な睡眠をとって、規則正しい生活を送れるようにサポートしてください。

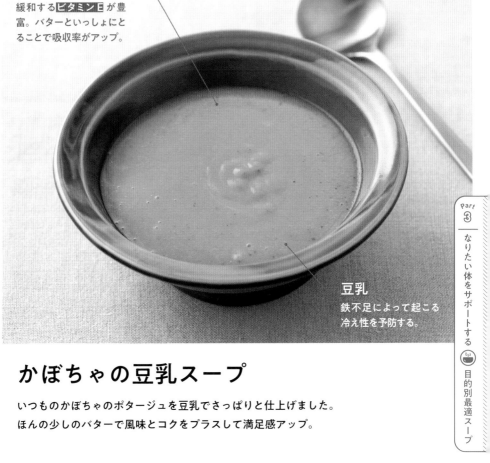

かぼちゃ、バター
血行をよくし、冷え性を緩和する**ビタミンE**が豊富。バターといっしょにとることで吸収率がアップ。

豆乳
鉄不足によって起こる冷え性を予防する。

かぼちゃの豆乳スープ

いつものかぼちゃのポタージュを豆乳でさっぱりと仕上げました。
ほんの少しのバターで風味とコクをプラスして満足感アップ。

材料（2人分）

かぼちゃ	150g
豆乳（成分無調整のもの）	200㎖
バター	大さじ1
こしょう	少々
Ａ┌ 水	100㎖
├ コンソメスープの素（顆粒）	小さじ1
└ 塩	少々

作り方

1　かぼちゃはラップで包んで電子レンジで柔らかくし、皮を除いて3cm角に切る。

2　鍋にバターを入れて溶かし、1を炒めてこしょうをふり、豆乳を加えてハンドブレンダーでなめらかにつぶす。

3　Ａを加えて混ぜながら温める。

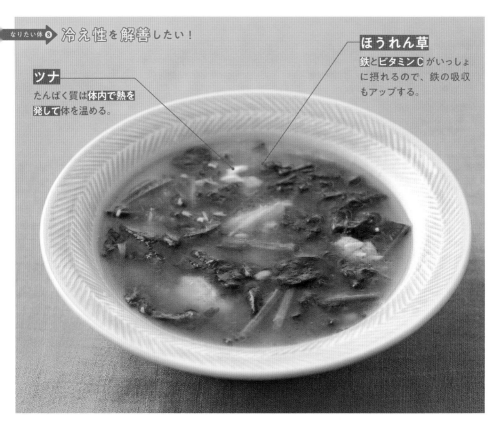

ツナ
たんぱく質は体内で熱を
発して体を温める。

ほうれん草
鉄とビタミンCがいっしょ
に摂れるので、鉄の吸収
もアップする。

ツナとほうれん草の中華スープ

たっぷりのほうれん草で元気が出そう！
しょうがをプラスして体を中から温めます。

材料（2人分）

ツナ（水煮）…………………………	1缶（60g）
ほうれん草（2cm長さに切る）…………	40g
しょうが（せん切り）…………………	½かけ分
┌ だし汁 ………………………………	300㎖
Ⓐ 鶏がらスープの素（顆粒）………	小さじ½
└ 塩 ………………………………………	少々
片栗粉…………………………………	小さじ1
水 ………………………………………	小さじ2
オリーブ油 …………………………	小さじ1

作り方

1　鍋にオリーブ油を熱し、ほうれん草としょうがを中火でさっと炒める。

2　Ⓐを加えてひと煮立ちさせ、ツナを缶汁ごと加える。沸いたら片栗粉を水で溶いて加え、混ぜながらとろみをつける。

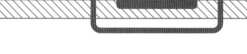

なりたい体 ⑨ お腹のトラブルを解消したい！

体質やストレスなどで便秘がち、下痢しやすいといったお腹のトラブルを抱えると、
本来の力が出しきれません。腸内環境は一人一人異なるため、
いろいろな食品を試して相性のよいものを見つけましょう。

便秘にも下痢にも、腸内細菌を増やし育てて 腸内環境をととのえましょう。

週に3日以上便が出ないことを便秘といいますが、毎日食事を
とるように、できれば排便も習慣化したいですね。またお腹を
こわしがちなお子さんは常にトイレが気になり、大事なときもお
腹の調子に左右されて力が出し切れないことも。どちらも共通
して腸の調子をととのえる必要があります。そのためにはふだ
んから腸内細菌の餌となるプロバイオティクスや、腸内細菌を
増やすプレバイオティクスの両方を意識して、腸内環境をとと
のえることが重要です。プロバイオティクスはチーズや納豆な
どの発酵食品に、プレバイオティクスは食物繊維やオリゴ糖な
どに含まれます。なお、お腹をこわしたときには消化がよく食べ
やすいものをとりましょう。下痢をすると体から水分やミネラル
も失われるので、こういったときにもスープでケアしてください。

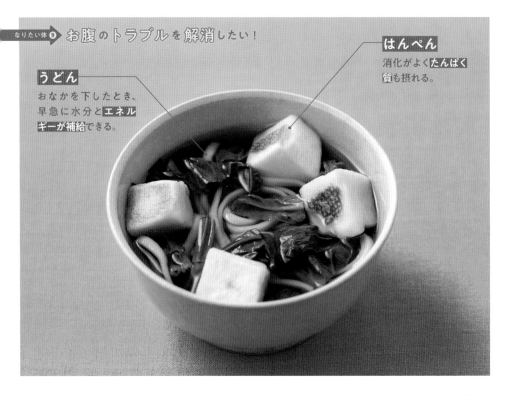

はんぺん
消化がよくたんぱく
質も摂れる。

うどん
おなかを下したとき、
早急に水分とエネル
ギーが補給できる。

うどん入りはんぺんとほうれん草のスープ

消化のよい麺やはんぺんといった腸に負担のない具材なので、お腹を下したときにぜひ。
麺は噛まずに飲み込みがちなので、よく噛んで食べましょう。

材料（2人分）

うどん（乾麺）	20g
ほうれん草	50g
はんぺん（2cm角に切る）	40g
Ａ だし汁	400ml
しょうゆ	小さじ1
塩	少々

作り方

1　うどんはゆでる。ほうれん草はさっとゆでて水気を軽く絞り、3cm長さに切る。

2　鍋にはんぺんとＡを入れて中火にかけ、沸いたら約2分煮て1を加え、温める。

memo

通常、麺類の汁は塩分が高いので残すことをすすめますが、本レシピは薄味なので、お腹を下したときは水分とミネラルを補給するために積極的に飲みましょう。

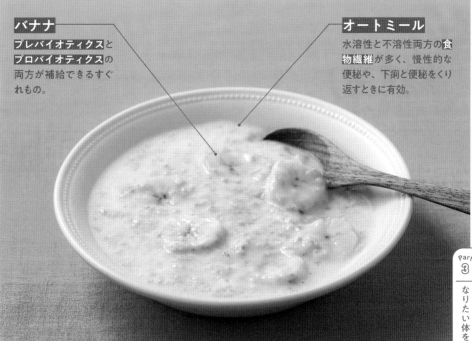

バナナ
プレバイオティクスとプロバイオティクスの両方が補給できるすぐれもの。

オートミール
水溶性と不溶性両方の食物繊維が多く、慢性的な便秘や、下痢と便秘をくり返すときに有効。

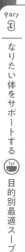

バナナ入りオートミールスープ

腸活で話題のオートミールを使ったほんのり甘いスープです。
朝食や補食に取り入れて腸の調子をととのえましょう。

材料（2人分）

オートミール ……………………………… 40g
バナナ（輪切り）…………………… 1本分（100g）
豆乳 ………………………………… 300㎖
オリゴ糖（はちみつでも可）………… 大さじ1

作り方

1 鍋にオリゴ糖以外の材料を入れて火にかける。

2 沸いたら弱火にし、オリゴ糖を加えて混ぜ溶かす。

夕食後や寝る前に
お腹が空いてしまったら？

　基本的には、夕食後に補食は必要ありません。とくに子どもの場合は、夜食を習慣にしないことが大切です。遅い時間に食事をとると、寝るまでの時間が短くなり、内臓が疲労して体内時計を狂わせます。食後は2～3時間以上あけて睡眠をとりましょう。そうすることで内臓を休ませて、睡眠の質も上がります。もしたびたび夜食を食べたがる場合は、夕食の量を増やすなど工夫してみましょう。どうしても小腹が空いて眠れない場合は、補食として消化のよいスープを少量とるように。ただし、くれぐれも習慣化しないようにご注意ください。

大根のとろみスープ

消化を助ける大根を柔らかく煮て、
内臓への負担を減らしました。
とろみをつけることで食べ応えも出ます。

材料（2人分）

大根（いちょう切り）……… 80g
長ねぎ（斜め切り）……… 10g
だし汁………………… 300mℓ
塩 ………………………… 少々
片栗粉 …………… 小さじ1
水 ………………… 小さじ2

作り方

1　鍋にだし汁、大根を入れて火にかけ柔らかく煮る。

2　長ねぎ、塩を加えてひと煮立ちさせ、片栗粉と水を混ぜて加え、よく混ぜてとろみをつける。

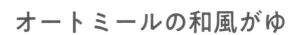

オートミールの和風がゆ

食物繊維が豊富で栄養素がギュッと詰まった
オートミール少量を和風だしで
柔らかく煮てボリュームアップ。

材料（2人分）

オートミール	30g
だし汁	200㎖
Ⓐ しょうゆ	小さじ1
すりごま(白)	小さじ2
青ねぎ(小口切り)	1本分
かつお削り節	2g

作り方

1 鍋にオートミール、Ⓐを入れて火にかけ、沸いたら弱火で約3分煮る。

2 器に盛って青ねぎ、かつお削り節をのせる。

少量で満腹感を得られ、たんぱく質が摂れるホットミルクが最強！

　温かい牛乳は少量でも満腹感が得られます。また、乳製品に多く含まれるたんぱく質の摂取回数が増えるため、体作りにも効果的です。トップアスリートの中には、あえて食事で摂るべきたんぱく質の一部を補食として摂り、摂取回数を増やして体作りを心がける人も。牛乳なら不足しがちで成長に必要なカルシウムやビタミンDも摂れるため、寝る前でも安心です。

はちみつレモン牛乳

ほんのりとした甘みとさわやかな後味で、
体が温まりホッとできます。
はちみつは抗炎症作用がある
マヌカハニーもおすすめ。

材料（2人分）

牛乳 ………………………… 300㎖
はちみつ ………………… 小さじ2
レモン …………………………… ¼個

作り方

1 鍋に牛乳を入れて火にかけ、ふつふつと沸いてきたらはちみつを加えて混ぜる。

2 カップに注ぎ、レモンを搾り入れよく混ぜる。

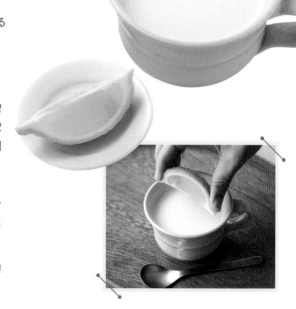

Part
4

体調不良別
スープの処方箋

体調をくずしたり、けがをしたり、持病があったり、

お子さんの体は常に心配事がつきません。

病院で適切に治療を受けつつ、食事でもサポートしたい。

そんなとき手軽に取り組んでいただける

スープレシピです。

おすすめ食材もご紹介しています。

風邪

風邪っぽい？！ というときは、しょうがやねぎなどの体を温める食材や、ビタミンCを積極的に摂りましょう。ビタミンCはフルーツ以外にブロッコリーやパプリカに多く含まれています。また発熱すると体力を消耗するため、消化がよくエネルギーの元となる栄養素が無理なく吸収できるスープを食べて、睡眠をしっかりとりましょう。

風邪におすすめの食材 ➡ ねぎ、玉ねぎ、にんじん、いちご、みかん、はちみつ、緑茶、ハーブ（エルダーフラワー）

甘酒とさつまいものスープ

甘酒といっても米麹由来のノンアルコールなのでお子さんにも安心。
さつまいもと甘酒のほんのりとした甘みに、ごまの香ばしさが際立ちます。

材料（2人分）

さつまいも（一口大に切る）…………… 150g
甘酒（ノンアルコールのもの）…………40㎖
┌ 水 …………………………………… 300㎖
Ⓐ コンソメスープの素（顆粒）… 小さじ2
└ いりごま（白）……………………… 大さじ1

作り方

1　鍋にⒶとさつまいもを入れて火にかけ、さつまいもが柔らかくなったら甘酒を加えて混ぜる。

memo

風邪で抗生剤を服用すると、善玉菌も影響を受けてしまいます。食物繊維を摂って腸内環境をととのえましょう。

さつまいも
免疫に関わるビタミン
Cが豊富。

甘酒
体調不良時におすすめ
のアミノ酸や腸内環境
をよくするオリゴ糖が
豊富。

ぶりのみぞれ汁

脂ののったぶりにおろし大根を合わせてさっぱりと仕上げました。
しょうがをたっぷり入れて体がぽかぽか芯から温まります。
大根の酵素は体調不良時の消化を助けます。

材料（2人分）

ぶり（切り身）………………………60g
大根 ………………………………… 100g
しょうが（すりおろし）………………1かけ分
┌ だし汁 …………………………… 200㎖
Ⓐ しょうゆ ……………………… 小さじ½
└ 塩 ………………………………… 少々
ブロッコリースプラウト …………………20g

作り方

1　ぶりは一口大に切る。大根はすりおろす。

2　鍋にⒶを入れて沸かし、1のぶり、しょうがを入れて再び沸いたら弱火で火が通るまで煮る。

3　1の大根を汁ごと加えて温め、器に盛ってブロッコリースプラウトをのせる。

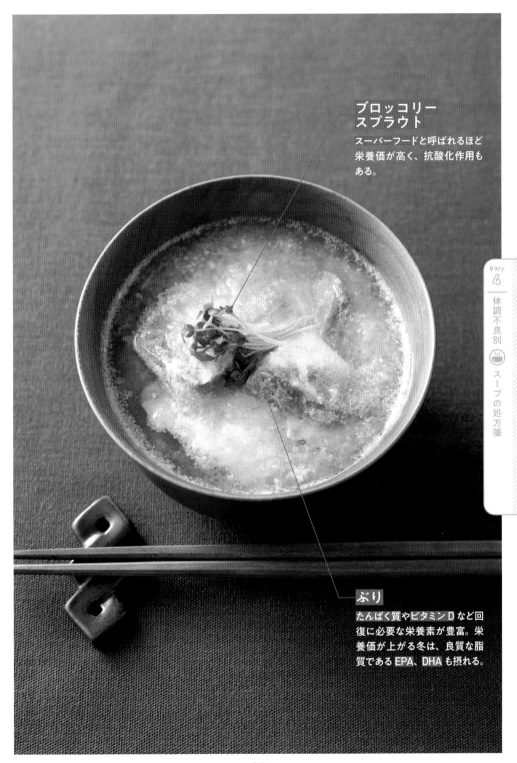

ブロッコリー
スプラウト

スーパーフードと呼ばれるほど
栄養価が高く、抗酸化作用も
ある。

ぶり

たんぱく質やビタミンDなど回
復に必要な栄養素が豊富。栄
養価が上がる冬は、良質な脂
質であるEPA、DHAも摂れる。

疲れ

脳疲労、眼精疲労、肉体疲労などすべての疲労は、体が活性酸素によってダメージを受けることで起こります。活性酸素を除去するには、抗酸化作用のあるものを摂ること。代表的なものに鶏肉に多いイミダペプチドやりんごの皮に多く含まれるリンゴポリフェノールがあります。また、野菜や果物は皮ごと使用することもおすすめ。抗酸化作用を高めるコツは、食材の色（赤、黄、白、緑、紫など）を複数取り入れることと覚えておいてください。

疲れにおすすめの食材 → まぐろ、かつお、ブルーベリー、黒豆、ぶどう（紫）、キムチ、葉野菜

鶏手羽元のポトフ風スープ

骨付き肉の旨みと野菜の甘みが溶け合い、じんわり体にしみわたります。
しょうがの風味が心地よく、おかわりしたくなるおいしさです。

材料（2人分）

鶏手羽元	4本
玉ねぎ	50g
キャベツ	60g
にんじん	40g
しょうが（薄切り）	½かけ分
A ┌ 水	400㎖
├ コンソメスープの素（顆粒）	小さじ2
└ 塩、こしょう	各少々
オリーブ油	小さじ½

作り方

1 玉ねぎ、キャベツ、にんじんは一口大に切る。

2 鍋にオリーブ油を熱し、鶏手羽元を中火で全体に色が変わるまでさっと焼く。

3 1の玉ねぎ、キャベツを加えて軽く炒め、にんじん、しょうが、Aを加えてひと煮立ちさせ、弱火で約10分煮る。

キャベツ
胃腸の働きを助ける。

鶏手羽元
疲労回復に有効なイミダペ
プチドが豊富。

memo

自覚症状がなくても、疲れている
ときは内臓もダメージを受けて
います。具材のひとつとして、胃
腸の働きをスムーズにするキャ
ベツを覚えておきましょう。

りんごとブルーベリーのスープ

海外ではよくフルーツをスープ仕立てにして楽しみます。
シナモンパウダーをふるとアップルパイを食べているような気分に。

材料（2人分）

りんご	1個（200g）
ブルーベリー（冷凍可）	40g
レモン汁	½個分
はちみつ	大さじ1
水	300㎖
シナモンパウダー（好みで）	少々

作り方

1 りんごは皮ごとすりおろし、ボウルに入れる。レモン汁を回し入れ、はちみつを加えてよく混ぜる。

2 鍋に水を沸かし、1を加えてひと煮立ちさせ、ブルーベリーを加えてすぐに火を止める。

3 器に盛ってシナモンパウダーをふる。

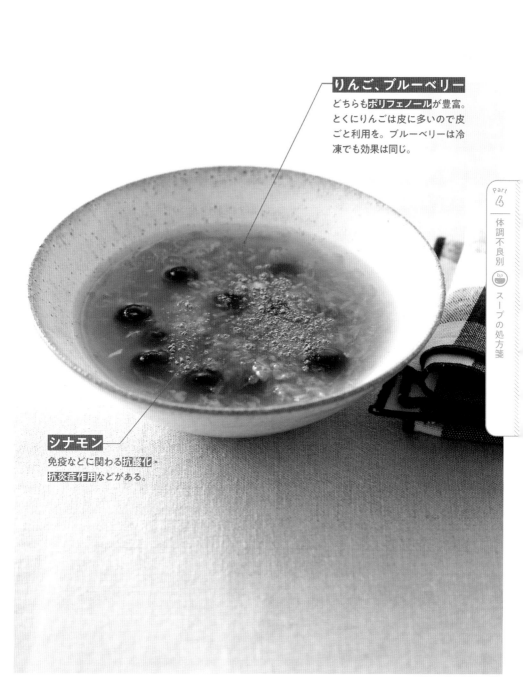

りんご、ブルーベリー

どちらも**ポリフェノール**が豊富。
とくにりんごは皮に多いので皮
ごと利用を。ブルーベリーは冷
凍でも効果は同じ。

Part

4

体調不良別 スープの処方箋

シナモン

免疫などに関わる**抗酸化・
抗炎症作用**などがある。

胃腸の不調

食べたものが体内で消化される一連の流れは、自律神経系や内臓がスムーズに働くことで円滑に進みます。自律神経はストレスの影響を受けやすく、個人差はありますが環境や気温の変化、睡眠不足などが大きく関わります。胃腸の調子が悪いときは消化のよいものを。例えば、胃粘膜を保護する成分を含むキャベツを煮ることで、さらに消化がよくなります。また、ふだんからよく噛んで食べることを習慣づけると胃腸の不調が防げます。

胃腸の不調におすすめの食材 玉ねぎ、にんじん、大根、白身魚、鶏むね肉（さ
さ身含む）、絹ごし豆腐

キャベツのスープ

キャベツをだし汁でさっと煮るだけ。胃腸を休ませながらガードする
最強のスープです。キャベツは短時間で火が通るように細かく刻みます。

材料（2人分）

キャベツ	100g
だし汁	300mℓ
塩	少々

作り方

1 キャベツはせん切りにする。

2 鍋にだし汁を入れて沸かし、1を入れて柔らかくなったら塩で味をととのえる。

memo

その名からわかるように、キャベジンはキャベツから発見された栄養素。正式にはビタミンではありませんがビタミンと似た働きをするため、ビタミン様物質として扱われます。熱に弱いので、加熱時間は短めを意識してください。

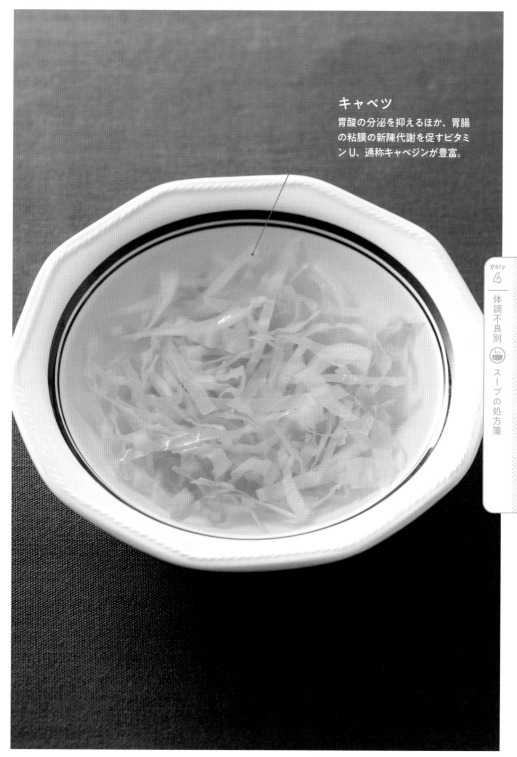

キャベツ

胃酸の分泌を抑えるほか、胃腸の粘膜の新陳代謝を促すビタミンU、通称キャベジンが豊富。

骨折してしまった

骨＝カルシウムと思われがちですが、たんぱく質も骨の構成成分として重要です。さらに骨の強化には、ビタミンDやマグネシウムも欠かせません。とくにビタミンDは骨折の回復だけでなく体作りにも影響します。鮭の中骨缶詰や卵、しらすなどは常備しておくとすぐに使えて便利です。

骨折におすすめの食材 ☞ 卵、しらす、干しえび、鮭、鯖、干ししいたけ

鮭のミルクスープ

ほろほろとくずれるほど柔らかい鮭中骨の缶詰なら、さっと煮るだけで
骨を作る栄養素がたっぷり摂れます。ほんのりバター風味で臭みも気になりません。

材料（2人分）

鮭中骨の水煮（缶）	1缶（180g）
かぶ（くし形切り）	20g
かぶの葉（みじん切り）	40g
A ┌ 牛乳	300ml
A │ 水	100ml
A └ コンソメスープの素（顆粒）	小さじ1
こしょう	少々
バター	小さじ1

作り方

1 鍋にバターを熱して溶かし、かぶの葉をしんなりするまで炒める。鮭中骨の水煮の缶汁、かぶを加えて全体にからめる。

2 Aを加えてひと煮立ちさせ、弱火にしてかぶが柔らかくなるまで煮る。鮭中骨の水煮をほぐし入れて温め、こしょうをふる。

memo

鮭缶に含まれる脂質（EPAやDHA）は
熱に弱いため、料理に使うときは最後に
加えてすぐ火を止めることがポイントで
す。また、脂質は缶汁に溶け出している
ので、捨てずに汁ごと使いましょう。

鮭缶
中骨まで食べられるので **カルシウム** が豊富。骨に必要な **たんぱく質** や **ビタミンD** などを含む。

牛乳
吸収のよい **カルシウム** が摂れる。

貧血

貧血に鉄が効果的ということはよく知られていますが、鉄には吸収がよいヘム鉄と吸収が悪い非ヘム鉄があり、レバーや牛肉などはヘム鉄、卵や納豆、ほうれん草などは非ヘム鉄が含まれます。鉄は体に貯蔵できるので、毎日の食事で卵や納豆などをとり、ときおりレバーを使った料理を食べると貧血予防が可能。比較的簡単に吸収のよい鉄が摂れる鉄鍋の使用もおすすめです。また血液にはたんぱく質や葉酸、ビタミンB12、ビタミンCなどの水溶性ビタミンも必要です。これらを上手に吸収するためには、毎食少しずつ摂ることを心がけましょう。

貧血におすすめの食材 レバー（豚＞鶏＞牛）、ほうれん草、小松菜、アスパラ、アボカド、納豆、（道具：鉄鍋）

あさりと豆のスープ

豆のコクとあさりの旨みを生かしたシンプルなスープです。
不足しがちな鉄分が、いつもの食材で摂れるとうれしい。

材料（2人分）

あさり（殻付きを砂抜きする）* …………… 150g
ミックスビーンズ（水煮または蒸し煮したもの）
………………………………………………60g
パプリカ（赤。せん切り）…………………… 20g
にんにく（すりおろし）…………………… 1片分
A ┌ 水 ……………………………… 300㎖
 └ コンソメスープの素（顆粒）…… 小さじ1
塩、こしょう ……………………………… 各少々
オリーブ油 ………………………… 小さじ½

＊3％の塩水に浸して新聞等をかぶせ、冷蔵庫で3時間ほどおいて砂を抜く。

作り方

1 鍋にオリーブ油を熱し、パプリカ、にんにくを中火でさっと炒める。

2 ミックスビーンズ、Aを加えてひと煮立ちさせ、あさりを加えて口が開いたら塩、こしょうで味をととのえる。

あさり

鉄やビタミン B12 が豊富。冷凍や真空パックのむき身を利用するのも可。

ミックスビーンズ

血液に必要なたんぱく質、鉄が含まれる。ビタミン C によって吸収がアップする。

memo

豆に含まれる鉄はビタミン C といっしょに摂ると吸収率が上がります。今回はパプリカを組み合わせていますが、そのほかにブロッコリーやキャベツで作るのもおすすめです。

不眠ぎみ

不規則な生活だけでなく、神経がたかぶることでも寝つきが悪くなります。鎮静作用があり体内時計をリセットする食事をとりましょう。脳の興奮を鎮める神経伝達物質セロトニン（睡眠を促すメラトニンを分泌する）などのホルモンを意識するほか、朝食時にEPAやDHAが多い魚を食べることもおすすめです。不眠時、寝る前の食事（主に夕食）は消化に時間がかからないものにしましょう。

不眠ぎみにおすすめの食材 👉 牛乳、チーズ、レバー、バナナ、まぐろ、ハーブ（カモミール）

レタスとトマトのスープ

心地よい眠りにつきたいときは、こんなシンプルなスープがおすすめ。
レタスの切り口から出る白い液は睡眠を促す効果があります。

材料（2人分）

トマト（2cm角に切る） ……………… 100g
レタス（ざく切り） ………………………50g
┌ だし汁 ……………………… 300㎖
Ⓐ コンソメスープの素（顆粒） …… 小さじ1
└ トマトケチャップ……………… 小さじ1
塩、こしょう ………………………各少々

作り方

1 鍋にトマト、Ⓐを入れてひと煮立ちさせ、弱火で約3分煮る。

2 レタスを加えて温め、塩、こしょうで味をととのえる。

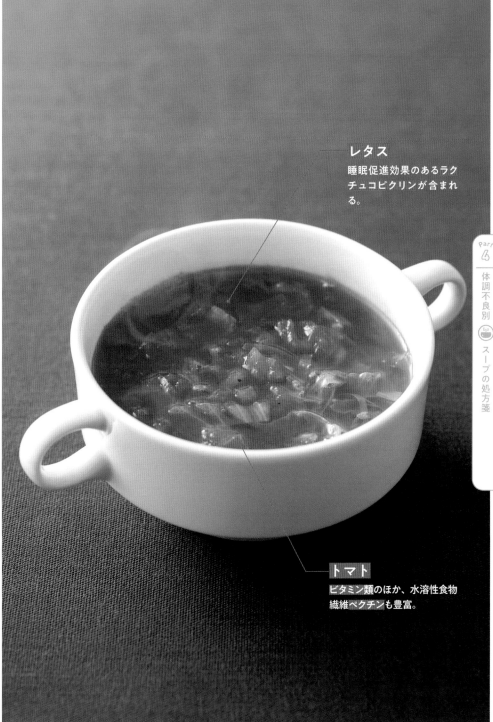

レタス
睡眠促進効果のあるラクチュコピクリンが含まれる。

 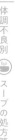
トマト
ビタミン類のほか、水溶性食物繊維ペクチンも豊富。

偏頭痛

脳の血管の拡張により神経を刺激して起こる偏頭痛以外に、頭の周りの筋肉が緊張して起こる緊張型頭痛があります。偏頭痛にはマグネシウムやビタミンB₂、食物繊維を。血管を拡張させる刺激物やビタミンEは控えること。

偏頭痛におすすめの食材 👉 枝豆、海藻、こんにゃく、きのこ類、ごま、牛乳、ヨーグルト、にがり

ごぼう、れんこん、にんじん
野菜を多めにとると、血管の収縮が起こりにくい。とくにマグネシウムが多いごぼうがよい。

根菜汁

根菜をごま油で香りよく炒めてだし汁で煮た滋味深い汁物。なめこも偏頭痛を予防します。

材料（2人分）

ごぼう	30g
れんこん	30g
にんじん	20g
しょうが（せん切り）	½かけ分
なめこ	30g
A だし汁	400㎖
酒	小さじ3
しょうゆ	小さじ1
塩	少々
ごま油	小さじ⅔

作り方

1 ごぼう、れんこん、にんじんは1cm角に切り、なめこは水でさっと洗ってざるにあげる。

2 鍋にごま油を熱し、しょうが、1のごぼう、れんこん、にんじんを順に中火で炒める。

3 全体にしっかり油がからまったら❹を加えてひと煮立ちさせ、1のなめこを加えて温める。

STOMATITIS

口内炎

予防にはビタミンB₂をはじめビタミンB群、ビタミンAを積極的に摂りましょう。食習慣以外にも口腔内の衛生状態が原因ということもあるので、ふだんの歯みがきやうがいを見直して丁寧に行うようにしましょう。また十分に睡眠もとれるように心がけましょう。

口内炎におすすめの食材  うなぎ、かれい、たらこ、レバー、豚肉、納豆、にんじん、パプリカ

ヴィシソワーズ

なめらかで喉ごしのよい冷たいポタージュです。
たっぷり作って真夏の塩分、水分補給にもどうぞ。

牛乳
口内炎の予防、回復に効果のあるビタミンB₂を含む。

Part 4 体調不良別 スープの処方箋

材料（2人分）

じゃがいも（薄切り）　160g
玉ねぎ（薄切り）　20g
A ┌ 水　100㎖
　│ コンソメスープの素（顆粒）　小さじ1
　└ 塩、こしょう　各少々
牛乳　200㎖
オリーブ油　小さじ½
ハーブ（飾り用。セルフィーユやパセリなど）　少々

作り方

1　フライパンにオリーブ油を熱し、じゃがいも、玉ねぎを中火で軽く炒める。**A**を加えて柔らかくなるまで煮る。

2　牛乳を加えて火を止め、ハンドブレンダーでなめらかにする。冷蔵庫で1時間以上冷やし、器に盛ってハーブを飾る。

子どもの体と食事の SOS に答える
お悩み 相談室

子どもの体質や好き嫌いなどを心配したり、食べられる工夫をしたりと悩みがつきませんよね。最近は子ども自身がお友達やネットの情報に惑わされることも。正確な情報を伝えて、お子さんも自分の体作りを意識できるように、ふだんから心がけてみてください。

夕飯の時間が遅くなってしまいます。

塾や部活、習い事の終わり時間が遅かったり、
遠かったりして、夕飯が遅くなってしまいます。
消化に悪いのが気になりますが、
食べさせないわけにもいきません。

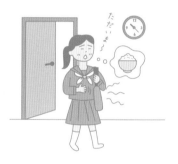

Anser!
補食を用いて食事の回数を分ける感覚で。
夜遅い場合は油を控えて消化のよいものを。

　遅い時間の食事はどうしても体脂肪が増え、睡眠の妨げにもなるのでおすすめしません。とはいえ、塾や部活でどうしても夕食が遅くなってしまうお子さんは、たくさんいらっしゃるでしょう。その場合、まず塾や部活の前に補食をとるようにしてください。いったん帰宅できるなら、塾や部活から帰宅後に食べるはずの食事の一部を、事前に食べさせるのもひとつの方法です。具体的にはご飯1/2膳、から揚げ5個のうち2個といったように1食を分ける考え方です。また、本書のおにぎりやスープを補食にし、帰宅後は消化・吸収が早い、油を控えた食事を食べさせる手もあります。私が夜遅い食事としてアスリートにおすすめしているのは、豆腐や鶏肉を用いてあっさりと仕上げるスープや鍋です。理想をいうと、遅い時間の食事はほどほどにして、補食や翌日の朝食でしっかり食べさせてください。ただしお子さんの性格や様子を見ながら、コントロールするよう心がけましょう。

お悩み 2 少食であまり食べられません。

食べる量が少なくて栄養不足ではないかと不安です。
無理矢理食べさせるわけにもいきません。

Anser!
たんぱく質が摂れる補食を。
無理せず食べられる量からはじめましょう。

　このような場合は補食を活用しましょう。補食はおやつ（お菓子）ではありません。あくまでも食事では足りない栄養素を補う食事です。とくにたんぱく質は回数を分けて摂取すると効果があり、体作りにもつながります。もっといえば3食きちんと食べられる子でも、補食としてたんぱく質を摂ることをおすすめします。補食をとると肝心の食事がますます食べられないという場合は、内容と量、タイミングを考えて。本書のおにぎりやスープのなかでも、とくにたんぱく質の多いものを食事の2時間以上前に食べさせます。必ずしも1人分にする必要はありませんし、スープかおにぎりのどちらかでもかまいません。くれぐれも無理強いはせず、お子さんの様子を見ながらサポートしてあげてください。

お悩み 3 たくさん食べたがります。

1食の量が多いだけでなく、すぐにお腹が空くようです。
体型も気になりはじめました。

Anser!
具材を大きくしたり、歯ごたえを残したり
時間をかけて食べられるように工夫します。

　たくさん食べられるということは、スポーツをするお子さんにとっては素晴らしいことです。最近は食トレといって、必要な栄養素を適切に摂りながら、たくさん食べることを目的とした合宿をするスポーツチームもあるほど。ただ、食べすぎて体脂肪が増えるのは避けたいですね。まずはよく噛んで早食いしないこと。具材を大きくカットしたり、歯ごたえを残したりすることで、噛まなければ食べられない状況を作ります。また、麺類や丼ものなど飲み込むようにかき込める食事は避け、皿数を分けることも有用です。その他、食物繊維を増やして満腹感や満足感を得られるようにすることでも食べすぎを防げます。

お悩み 4

好き嫌いが多くて偏食です。

バランスよく食べさせたいのですが、
苦手な食材が多くて毎日の食事作りにも困っています。
いつも同じ食材を使っていると栄養が偏りそうで心配です。

Anser!

苦手なものを無理強いせず、

代替食品を探して

ストレスフリーに。

　子どもの偏食はあまり気にして無理強いすると、食べることに対して拒否反応を引き起こし、余計に食べられなくなることもあります。とはいえ、食べられないものがあるということは、その食材に含まれる栄養素が不足するということ。苦手なものを細かく切って好きな料理に混ぜたり、味やにおいが気になりにくいカレーに加えたりなど苦労されていることと思います。実はそのせいでさらに苦手になってしまうことも。そうならないように、無理せず同じ栄養素を含む違う素材に置き換えることをおすすめします。例えばにんじんが嫌いな場合は、糖質、β‐カロテン、ビタミンCが多いので、それらが多い食材を検索するとかぼちゃが見つかります。また、すべての栄養素を備えていなくても、栄養素から検索して、β‐カロテン（ビタミンA）は鶏肉やうなぎ、のり、ビタミンCはキウイフルーツやブロッコリーというように分散させて摂ることもできます。もちろん細かく見ると完全に代替にはなりませんが、苦手なものを強要するよりも現実的で楽しく食べられ、栄養素の勉強にもなります。

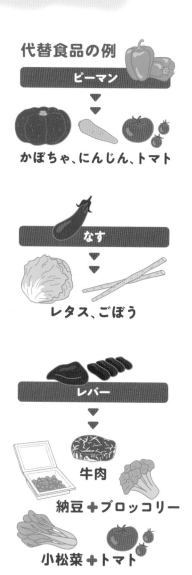

代替食品の例

ピーマン
▼
かぼちゃ、にんじん、トマト

なす
▼
レタス、ごぼう

レバー
▼
牛肉
納豆＋ブロッコリー
小松菜＋トマト

お悩み 5 朝ご飯が食べられません。

> 朝食を食べると
> お腹を下してしまいます。
> 食べたほうがいいのでしょうが…。

> 食べさせたいのは
> やまやまですが、朝が弱くて
> 時間がありません。

Anser!

朝食が必要な理由を理解して<u>自主性を育てる。</u>
お腹のトラブルには<u>低FODMAP食を。</u>

　まず、どうして朝食を食べたほうがよいのかお話しします。朝食をとると体内時計がリセットされ、睡眠の質がよくなりすっきりと起きられるようになるから。また、睡眠中にかなりのエネルギーが消費されているので、朝食で補充しないと、ぼーっとした状態が続いてパフォーマンスが上がりません。そもそも1食不足することで、1日に必要な栄養素が摂りにくくなります。しかしわかっていても時間がない、食べるとお腹をこわすなどの理由で食べられないお子さんが多いのも事実。まずはお子さん自身が、なぜ朝食が必要なのかを理解することが大切です。多少眠くても起きて朝食を食べようという意志が育つと、自己管理につながります。お腹をこわしがちなお子さんには、ガスが発生しやすい食物繊維が多い野菜や海藻は避けましょう。最近は下痢、便秘、腹部膨満感などお腹のトラブルを抱えるかた向けに、低FODMAPの食事が推奨されています。FODMAPとは小腸で消化吸収されず、大腸で発酵性を有する糖質（オリゴ糖、二糖類、単糖類）のこと。例えば主食はパンやうどんより、低FODMAP食のご飯やそば、オートミールにするなど。ぜひお試しください。

低FODMAP食材の例

穀類	米、そば、ビーフン、オートミール
いも類	じゃがいも
野菜	トマト、かぼちゃ、大根、なす、にんじん、白菜、ほうれん草、もやし、パプリカ
果物	いちご、キウイフルーツ、レモン
豆類	木綿豆腐
肉、魚、卵	牛肉、豚肉、鶏肉、魚類、卵
乳製品	カマンベールチーズ、チェダーチーズ、モッツァレラチーズ

お悩み 6

ダイエットしたがります。

好きなアーティストやモデルのような体型にあこがれて、
ダイエットをしたがります。
成長期は必要な栄養をきちんと摂らせたいです。

Anser!

少しずつでも正しく食べることを教えてあげてください。
良質なたんぱく質を摂ることで、

基礎代謝を上げましょう。

　昨今、ダイエットの低年齢化が問題視されています。SNSの影響もあり、モデルのような体型が身近な存在で、小学生でも痩せたい願望が強く極端に食事を減らすことも。一方で新体操やフィギアスケートなど美と技の向上に励む子どもたちのなかには、指導者からダイエットするようにアドバイスされて食事制限することもあります。おそらくほとんどのお子さんは痩せたいけれど身長は伸ばしたいのではないでしょうか。お子さんに伝えてほしいのは、身長を伸ばすためには正しく食べることも大切だということ。また、食べたものがすべて脂肪（体重増加）につながるわけではないということです。とくに成長期のお子さんは良質なたんぱく質を摂って体を作り、基礎代謝を高めましょう。そうすればじっと座っている状態でも、寝ていても消費エネルギーは増える、つまり痩せ体質になれます。食べないダイエットは体を滅ぼしますが、食べるダイエットは体を作れます。

基礎代謝を上げる3つの方法

① 筋肉量を増やす

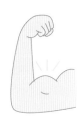

② 寒いほうが
基礎代謝は上がる

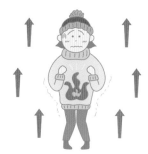

③ 体温を上げる

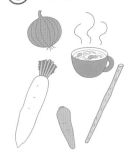

お悩み 7　サプリメントをとりたがります。

チームメイトの影響か、サプリメントをとりたがります。
子どもがサプリメントをとることには抵抗があります。

Anser!
食品を直接口にすることの効果も侮れません。
サプリでは置き換えられない栄養素もたくさんあります。

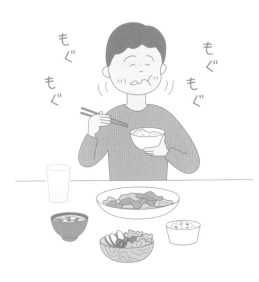

　結論からいうと必要ありません。サプリメントは栄養補助食品、つまり食事で摂りきれない栄養を補うもの。自分の意志で噛んで食べ、内臓で消化吸収して排泄するという一連の流れは、体の成長でもあります。例えば噛むことで口輪筋が鍛えられ、唾液によって消化酵素が分泌されて内臓が動く、それはサプリメントでは得られない効果です。またサプリメントでは決まった栄養素しか摂れません。というのは、食品の色や香りなどからも栄養素以外にさまざまな効果があることがわかっています。それに引き換えサプリメントでは現在解明されている決まった栄養素のみしかありません。最近は体から余計なものを排泄するために、マグネシウムなどのミネラルが消耗されるなど、まだ解明されていない作用も指摘されています。なによりも成長途中のお子さんには、味覚の発達という点でも旬の食材を味わったり、食感を知ったりといった豊かな食生活を心がけてほしいと願います。

川端理香（かわばたりか）

管理栄養士。元日本オリンピック委員会（JOC）強化スタッフ。日本代表チームやＪリーグプロサッカー、プロ野球、バレーボール、ラグビーなど多くのプロチームや選手の食事をサポート。著書に『今すぐ使えるジュニアアスリートの栄養食事学』（ソーテック社）、『筋肉の栄養学　強いからだを作る食事術』（朝日新聞出版）、『10代スポーツ選手の栄養と食事』（大泉書店）、『毎日使える！野菜の教科書』（宝島社）などがある。

Nutrition Consulting WATSONIA

https://ncwatsonia.wixsite.com/watsonia/

スポーツや勉強をがんばる子どもの
強い体を作る！
スープとおにぎり

発行日　2024年4月10日　初版第1刷発行
　　　　2024年6月25日　　第2刷発行

著者　　　川端理香
発行者　　岸 達朗
発行　　　株式会社世界文化社
　　　　　〒102-8187
　　　　　東京都千代田区九段北4-2-29
　　　　　電話　03-3262-5118（編集部）
　　　　　電話　03-3262-5115（販売部）
印刷・製本　株式会社リーブルテック
DTP製作　株式会社明昌堂

デザイン　河内沙耶花
　　　　　（mogmog Inc.）
撮影　　　大見謝星斗
　　　　　（世界文化ホールディングス）
スタイリング　久保田加奈子
イラスト　ぱぱめぐみ
校正　　　株式会社円水社
編集　　　井伊左千穂
編集部　　能勢亜希子

本の内容に関するお問い合わせは、
以下の問い合わせフォームにお寄せください。
https://x.gd/ydsUz